중년
건강
백과

병원 갈 걱정 없는 행복한 노후를 위한
28가지 건강 체크

중년 건강 백과

오한진 지음

"몸을 건강히 유지하는 것은
나무와 구름을 비롯한 우주의 모든 것에 대한
감사의 표시다."
— 틱낫한

프롤로그

수명이 길어진 100세시대를 살고 있다 보니 건강하게 나이 드는 법은 이제 나이, 성별을 불문하고 모두의 관심사가 되었다. 그래서인지 "뭐가 몸에 좋다더라", "이렇게 하면 어디에 좋다더라" 하는 '카더라 통신'이 유난히 많은 분야가 건강이 아닐까 싶다. TV, 책, 인터넷 등을 통해 언제 어떻게 바뀔지 모르는 검증되지 않은 정보들이 범람하는 가운데 주변에도 자칭 건강박사들이 많다. 또한 이런 분위기 속에서 건강염려증으로 마음의 병이 깊어지는 사람들도 속출하고 있다.

하지만 몸에 좋다는 수많은 음식을 먹고, 몸에 좋은 무언가를 찾아다니기에 앞서 해야 할 가장 첫 번째는 '몸에 나쁜 것을 하지 않는 습관'을 들이는 것이다.

"원래 나는 물을 많이 안 마셔."

"한국 사람은 다 맵고 짭짤한 음식을 좋아하는 거 아냐?"

"건강 생각해서 술은 자주 안 마시지만, 한 번 마실 때는 끝장을 봐야지."

그러면서 몸에 좋은 오메가3와 종합비타민, 홍삼엑기스 등을 챙겨먹는다면 과연 소용이 있을까?

습관이란 '어떤 행위를 오랫동안 반복적으로 하면서 나도 모르게 익숙해져버린 행동방식'이다. 따라서 어떤 행동이 습관으로 굳어지면 나의 의지와 상관없이 무의식중에 나오게 된다. "습관을 조심하라. 운명이 된다"라는 마가렛 대처의 명언은 건강에도 적용된다.

습관을 바꾸려면 먼저 바꿔야 할 습관이 무엇인지 알아야 한다. 내가 가지고 있는 잘못된 건강 습관을 적어서 화장실 거울이나 냉장고 문처럼 매일 볼 수 있는 곳에 붙여두자. 생각날 때마다 보고 그런 행동을 하지 않도록 항상 되새기자. 의식적으로 바꾸려고 하지 않으면 습관은 절대 고칠 수가 없다.

당뇨병, 고혈압, 비만, 고지혈증, 동맥경화증, 협심증, 심근경색증, 뇌졸중, 만성폐쇄성 폐질환, 알코올성 간질환, 퇴행성 관절염, 악성 종양. 듣기만 해도 인상이 찌푸려지는 이 익숙하면서도 섬뜩한 질환들은 잘못된 생활습관이 만드는 중년의 대표적인 질병이다. 젊었을 때는 건강의 소중함을 모르고 자신만만해하며 살아왔던 사람들도 중년이 가까워지면 몸의 변화를 조금씩 느끼고 걱정이 앞서게 된다. 여기저기서 건강정보를 많이 듣게 되는데 들으면 들을수록 나는 그동안 건강과 너무 먼 삶을 살아왔음을 통감한다. 게다가 대한민국의 중년은 가정과 사회에서의 책임감이 한창 무거운 시기라 더욱 근심이 클 수밖에 없다.

"지금까지 담배를 그렇게 피웠는데 이제 와서 끊는다고 몸이 좋아지겠어?"
"지금까지 이렇게 먹었어도 큰 병 없이 지냈어."

그렇다고 이렇게 지레 자포자기하지는 말자. 맨 처음 이야기했듯 지금은 100세시대 아닌가. 40년간 담배를 피운 사람은 비흡연자에 비해 폐암에 걸릴 위험이 20배 높지만, 15년을 금연하면 폐암에 걸릴 위험은 2배 정도로 줄어든다. 비록 완전히 깨끗한 상태로 되돌릴 순 없지만 건강에 적신호가 켜지는 것은 크게 줄일 수 있음을 보여준다.

습관은 대부분이 지극히 사소한 것들이다. 그렇기 때문에 평소 의식하지 못하게 되는 것이다. 지금 당장은 익숙하지 않더라도 몸에 좋은 행동을 습관으로 만들어놓으면 크게 노력하지 않아도 건강을 유지할 수 있게 된다. 그럼 좋은 습관은 무엇일까?

식습관, 운동습관, 생활습관, 정신습관이라는 4가지 파트에서 크게 28가지의 좋은 습관을 정리했다. 세분해 들어가보면 더 많은 습관들이 나오기도 하고, 자연스레 겹치는 부분들도 있을 것이다. 한 장 한 장 읽어가며 그 속에서 내가 생활 속에서 실천할 수 있는 건강 습관을 체크해보자.

- 아침에 일어나면 물 한 잔 마시기. 물은 종이컵으로 하루 최소 8잔!
- 점심시간 식후 20분은 햇볕 쬐며 산책하기
- 옆 사람과 이야기를 나눌 수 있을 정도의 강도로 하루 30분씩 하체 근력 운동하기
- 금주가 어렵다면 소주는 하루 2잔만, 폭음했다면 3일은 꼭 금주하기
  ……

수명이 길어지고, 은퇴가 빨라지면서 이제는 건강도 재테크가 되는 시대다. 큰 병원비 걱정 없이 건강하고, 행복한 노후는 모두가 꿈꾸는 미래다. 이제부터라도 하나씩 바꿔나간다면 그 꿈은 현실이 될 수 있다.

오한진

목차

프롤로그 | 006

PART 1 습관이 만드는 대표적인 질병 12

- 016 | 혈관을 갉아먹는 **당뇨병**
- 025 | 침묵의 살인자 **고혈압**
- 034 | 전염병보다 위험한 질병, **비만**
- 041 | 혈액에 지방이 쌓이는 **고지혈증**
- 048 | 건강의 적신호, **동맥경화증**
- 052 | 암보다 무서운 **협심증**
- 058 | 예고 없이 찾아오는 **심근경색증**
- 063 | 생명을 위협하는 **뇌졸중**
- 068 | 폐암보다 고통스러운 **만성폐쇄성 폐질환**
- 074 | 술이 독, **알코올성 간질환**
- 080 | 쿡쿡 쑤시는 **퇴행성 관절염**
- 086 | 죽음에 이르게 하는 **악성 종양**

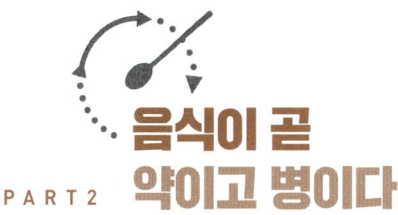

PART 2 음식이 곧 약이고 병이다

098 | 왜 식습관이 중요한가
104 | 습관 1 몸에 좋은 음식도
　　　　　　 약이 되게 먹는 습관은 따로 있다
110 | 습관 2 탄수화물중독에서 벗어나야 한다
116 | 습관 3 잡곡밥이라고 무조건 좋을까?
121 | 습관 4 쓸모 있는 지방을 적절히 관리하기
127 | 습관 5 오메가3, 제대로 알고 먹자
133 | 습관 6 적당량의 고기는 면역력을 키운다
138 | 습관 7 물만 잘 마셔도 무병장수할 수 있다
143 | 습관 8 재료보다 중요한 게 건강한 조리법이다
148 | 습관 9 소식이 내 몸을 살린다

PART 3 중년에게 맞는 운동법은 따로 있다

- 154 | 운동습관만 잘 들이면 다섯 살 더 젊어진다
- 159 | 습관 10 새벽운동은 독이 될 수도 있다
- 165 | 습관 11 나에게 맞는 유산소 운동을 찾아라
- 170 | 습관 12 중년에게 하체 근력 운동은 필수다
- 175 | 습관 13 조금씩 매일, 운동습관 길들이기
- 181 | 습관 14 격한 운동보다 알맞은 운동을 하자
- 185 | 습관 15 몸 상태에 따라 운동법이 달라진다

PART 4 100세까지 건강을 지켜줄 나만의 생활습관

- 196 | 간단한 생활습관이 수명을 늘린다
- 201 | 습관 16 서 있는 시간을 늘려라
- 206 | 습관 17 술도 방법을 알면 건강하게 마실 수 있다
- 214 | 습관 18 햇볕과 함께하는 시간만큼 건강해진다
- 220 | 습관 19 밤 10시~새벽 2시, 수면 골든타임을 지켜라
- 230 | 습관 20 숨 쉬기 운동도 운동이다
- 237 | 습관 21 사소한 습관이 면역력을 높인다

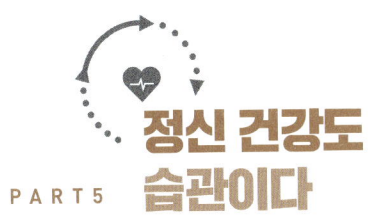

PART 5 정신 건강도 습관이다

- 242 | 습관 22 우울증도 물리치는 방법이 있다
- 249 | 습관 23 스트레스를 없애려 하기보다 잘 관리하자
- 256 | 습관 24 긍정적인 생각이 만병통치약이다
- 261 | 습관 25 억누르고 참으면 화병 된다
- 267 | 습관 26 지친 뇌, 번아웃에서 탈출하라
- 273 | 습관 27 불안이 쌓여서 공황장애가 된다
- 278 | 습관 28 건강염려증이 도리어 병을 만든다

- ■ **당뇨병** 자가진단 체크리스트 • 024
- ■ **알코올의존증** 자가진단 체크리스트 • 078
- ■ **관절염** 자가진단 체크리스트 • 085
- ■ **탄수화물중독** 자가진단 체크리스트 • 114
- ■ **슬개대퇴증후군** 자가진단 체크리스트 • 180
- ■ **나의 생체리듬의 건강도와 노화도** 체크리스트 • 198
- ■ **나의 음주습관은 안전합니까?** – 음주습관 점수표 • 212
- ■ **불면증** 자가진단 체크리스트 • 228
- ■ **올바른 호흡법** 자가진단 체크리스트 • 235
- ■ **우울증** 자가진단 체크리스트 • 247
- ■ **화병** 자가진단 체크리스트 • 266
- ■ **번아웃증후군** 체크리스트 • 272

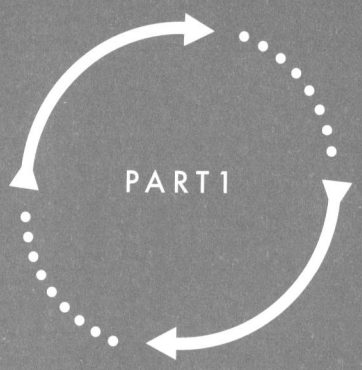

습관이 만드는
대표적인 질병 12

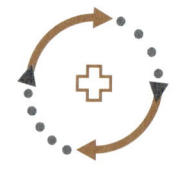

혈관을
갉아먹는

당뇨병

가장 대표적인 생활습관병 중 하나가 바로 '당뇨병'이다. 30세 이상 성인 중 당뇨병으로부터 자유로울 수 있는 사람은 아무도 없다고 해도 과언이 아니다. 질병관리본부가 발표한 자료(2014년 기준)에 따르면 30세 이상 성인 3명 중 1명이 당뇨병 환자이거나 잠재적 당뇨 고위험군이라고 한다. 실제로 해마다 당뇨 환자는 꾸준히 증가하고 있다.

2013년 기준으로 당뇨병 환자는 319만 명에 이른다. 여기에 아직 당뇨병은 아니지만 조만간 당뇨병으로 진행될 가능성이 큰 사람이 660만 명이나 된다. 당뇨병 환자와 합치면 무려 1천만 명에 가까운 숫자다. 이쯤 되면 '당뇨대란'이란 말이 충분히 나올 만하다. 당뇨대란이 일어나는 불상사를 막기 위해서는 당뇨병이 생기는 원인을 알고, 적절한 관리를 할 필요가 있다.

"당뇨병도 유전인가요?"

혈액 속에 당이 필요 이상으로 많아지는 상태를 '당뇨병'이라고 한다. 그렇다면 왜 이렇게 혈액 속에 당이 많아지게 되는 걸까?

우리가 음식을 먹으면 그 음식이 소화, 흡수되는 과정에서 '당

(포도당)'이 생긴다. 이 당은 혈관으로 흡수돼 혈액과 함께 온몸을 돌며 당을 필요로 하는 세포에 전달되어야 한다. 그런데 혈액 속에 있는 당이 세포로 들어가려면 '인슐린'이란 것이 있어야 한다. 이 인슐린은 췌장에서 만들어지는데, 췌장이 필요한 만큼의 인슐린을 충분히 생산하지 못하거나, 만들어진 인슐린이 제 기능을 다하지 못할 경우, 인슐린이 부족해지면서 당이 세포 속으로 들어가지 못하고 혈액 속에 과도하게 많아지게 되는 것이다. 그게 바로 '당뇨병'이다.

당뇨병은 크게 제1형 당뇨병과 제2형 당뇨병으로 나뉜다. 제1형 당뇨병은 췌장이 망가져 인슐린을 거의 만들어내지 못하는 유형이고, 제2형 당뇨병은 인슐린을 생산하기는 하지만 양이 불충분하거나 분비된 인슐린이 제 기능을 다하지 못하는 유형이다. 전체 당뇨 환자 중 90%가 제2형 당뇨병에 속한다.

어떤 유형의 당뇨병이든 가족력이 원인이 될 수 있다. 일반적으로 부모가 모두 당뇨병일 경우 자녀가 당뇨병에 걸릴 가능성은 30% 정도이고, 부모 중 한 사람만 당뇨병일 경우에는 15%이다. 제1형 당뇨병일 경우는 확률이 좀 더 높은 편이다. 최근 연구에 의하면 제1형 당뇨병 환자의 25%는 형제가 함께 제1형 당뇨병을 앓고, 형제 중 한 사람이 제1형 당뇨병에 걸리면 10년 이내에 다른 형제가 당뇨병에 걸릴 확률이 50%라고 한다. 제1형 당뇨병일 경우 제2형 당뇨병보다는 가족력이 더 많이 작용한다는 것을 짐작할 수 있게 해주는 연구결과다.

당뇨병을 일으키는 요인 중 하나가 '가족력'이라는 것은 분명하다. 하지만 가족력이 있다고 반드시 당뇨병에 걸리는 것은 아니다. 가족력에 여러 가지 환경적인 요인들이 더해져 당뇨병이 발생하게 된다. 특히 제2형 당뇨병은 가족력보다는 잘못된 식습관을 비롯한 생활습관이 많이 작용한다.

당뇨병이 가족력보다 생활습관의 영향이 크다고 하는 데는 다 이유가 있다. 사실 1970~80년대까지만 해도 우리나라에는 당뇨병이 많지 않았다. 당뇨병이 급속도로 증가하기 시작한 것은 약 20여 년 전인 1990년대부터다. 이 시기는 산업화를 거쳐 우리나라 경제가 크게 발전해 사람들의 생활수준이 대폭 향상된 시기와 일치한다.

비약적인 경제 발전은 우리의 식습관과 생활습관을 바꿔놓았다. 채소와 잡곡 위주였던 밥상이 육류와 가공품, 인스턴트식품 등 고열량 음식으로 바뀌었고, 자동차와 가전제품의 발달로 사람들은 덜 움직이게 됐다. 섭취하는 열량은 훨씬 늘었는데, 운동량이 줄면 당연히 소모되지 못하고 남아도는 열량이 많아져 비만이 되기 쉽다. 그리고 이 비만은 제2형 당뇨병을 불러올 수 있는 주요 원인이 된다. 당뇨병의 발생 위험은 비만도가 증가할수록 커진다. 고도비만인 경우, 10년 이내에 당뇨병이 발생할 위험이 정상 체중을 가진 경우보다 무려 80배나 높아진다는 보고도 있다.

흔히 가족력을 유전적인 요인과 동일시하는 경향이 있는데 꼭 그런 건 아니다. 가족 중에 당뇨병 환자가 있으면 당뇨병에 걸릴 위험이 높아지는 것은 사실이지만, 유전적 요인보다는 환경적 요인이 큰 것으로 보인다. 같은 공간에서 한솥밥을 먹는 가족이다 보니 식습관과 생활습관이 비슷해지기 때문이다. 이처럼 당뇨병은 식습관과 생활습관의 영향을 많이 받는다. 그러니 가족력이 있다고 무턱대고 걱정할 필요는 없다. 생활습관을 바꾸면 충분히 예방할 수 있고, 당뇨병이 걸렸을 때도 효과적으로 관리할 수 있다.

식사만 제대로 해도
당뇨병 걱정이 반으로

생활습관 중에서도 가장 경계해야 할 것이 잘못된 식습관이다. 잘못된 식습관은 당뇨병과 밀접한 관련이 있다. 당뇨병을 부르는 잘못된 식습관에는 여러 가지가 있지만 그중에서도 탄수화물과 지방의 과잉 섭취가 가장 큰 문제다. 탄수화물과 지방은 단백질과 더불어 우리 몸에 꼭 필요한 에너지를 만드는 주요 영양소다. 없어서는 안 될 중요한 영양소지만 필요 이상으로 많이 섭취하면 '독'이 될 수 있다.

밥, 빵, 면 등 우리가 주로 먹는 음식은 대부분 탄수화물로 이루어져 있다. 그뿐 아니라 요리를 할 때 주로 쓰는 설탕이나 올리고당도 탄수화물에 속한다. 주식은 물론 반찬과 요리에도 탄수화물이 많이 들어 있다 보니 자기도 모르는 사이에 탄수화물을 과잉 섭취하게 되는 경우가 많다. 이미 탄수화물에 중독된 사람들도 허다하다.

탄수화물은 섭취하면 소화, 흡수되는 과정에서 당으로 변해 혈액 속으로 들어간다. 탄수화물을 많이 섭취하면 그만큼 혈액 속에 당이 많아지고, 당을 세포 속으로 운반해주는 인슐린의 양도 많아져야 하기 때문에 췌장이 바빠진다. 어쩌다 한 번 바쁜 것이라면 큰 문제가 없겠지만 항상 탄수화물을 많이 섭취해 췌장이 잠시도 쉬지 못하고 끊임없이 인슐린을 만들고 분비하다 보면 지쳐서 병이 날 수밖에 없다.

췌장이 망가지면 필요한 만큼 인슐린을 생산하지 못하게 되고 그로 인해 당뇨병을 불러올 수 있다. 지금 탄수화물을 과잉 섭취하고 있지 않은가? 만약 그렇다면 당장 식습관을 고치는 것이 좋다. 특히 탄수화물 중에서도 설탕, 올리고당, 꿀과 같은 단당류는 섭취와 동시에 빠르게 당으로 전환해 혈당을 높이기 때문에 더욱 조심해야 한다. 같은 탄수화물이라도 통곡물, 감자 등에 들어 있는 복합당은 소화, 흡수 속도가 느리기 때문에 혈당을 급속도로 올리지 않는다.

탄수화물뿐 아니라 지방을 많이 섭취하는 것도 당연히 좋지 않은 식습관이다. 지방을 많이 섭취하면 쓰고 남은 지방이 지방세포에 차곡차곡 쌓여 비만을 부르고, 인슐린이 제 기능을 하지 못하도록 방해한다. 췌장이 아무리 열심히 인슐린을 분비해도 지방이 인슐린이 하는 일을 방해하면 혈당이 높아지는 건 당연지사다.

탄수화물과 지방 섭취량만 조심해도 당뇨병에 걸릴 위험을 반으로 줄일 수 있다.

당뇨병 약만 먹으면 아무거나 먹어도 혈당이 조절될까?

공복혈당이 126mg/dL 이상, 식후 2시간 혈당이 200mg/dL 이상일 때를 대개 '당뇨병'이라고 진단한다. 그런데 정상혈당보다 높지만 당뇨병 기준보다는 낮은 경우가 있다. 이를 흔히 '당뇨병 전 단계'라고 한다. 공복혈당이 100mg/dL 이상 126mg/dL 미만인 경우를 '공복혈당장애', 공복혈당은 정상이지만 식후혈당이 140mg/dL 이상 200mg/dL 미만인 경우를 '내당능장애'로 진단한다.

당뇨병 전 단계일 때는 약을 먹지 않고 생활습관만 개선해도 혈당을 조절할 수 있다. 하지만 당뇨병으로 진단되면 보통 약을 처방받아 복용하게 된다. 약물치료는 분명 가장 효과적인 혈당 조절

당뇨병 진단 기준

진단	공복혈당	식사 후 2시간 혈당
정상	70~99mg/dL	140mg/dL 미만
당뇨병	126mg/dL 이상	200mg/dL 이상
내당능장애		140~199mg/dL
공복혈당장애	100~125mg/dL	

법이다. 하지만 약을 먹는다고 해서 아무거나 먹어도 되는 건 아니다. 잘못된 생활습관을 개선하지 않고 약물에만 의존하면 시간이 지날수록 더 많은 양의 약을 복용해야 할 수 있다. 생각해보자. 탄수화물과 지방을 많이 섭취하고, 운동을 하지 않으면 췌장의 부담은 전혀 줄지 않는다. 게다가 쓰고 남은 탄수화물과 지방이 인슐린의 작용을 방해하니 점점 더 약에 의존해야 하지 않겠는가.

 효과적으로 혈당을 조절하려면 약물치료와 생활요법을 꼭 병행해야 한다. 제2형 당뇨병은 말할 것도 없고, 인슐린을 아예 분비하지 못하는 제1형 당뇨병도 마찬가지다. 생활요법을 병행해야 주사할 인슐린의 용량을 적절하게 잘 조절할 수 있다. 특히 식이요법을 제대로 하지 않을 경우 인슐린 용량을 조절해도 고혈당과 저혈당의 변동폭이 커질 수 있으므로 조심해야 한다.

당뇨병 자가진단 체크리스트

다음과 같은 증상이 나타나면 당뇨병을 의심해볼 필요가 있다.

- ☐ 예전보다 갈증이 심해 물을 많이 마신다.
- ☐ 식욕이 많이 늘었는데도 체중이 감소한다.
- ☐ 소변을 자주 보고, 소변 색깔이 진하다.
- ☐ 예전보다 시력이 많이 떨어졌다.
- ☐ 피로가 심하고 무기력하며 몸이 나른하다.
- ☐ 피부에 염증이 생기거나 자주 가렵다.
- ☐ 손과 발이 따끔따끔 자주 저린다.

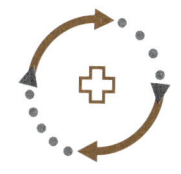

침묵의 살인자

고혈압

당뇨병과 더불어 대표적인 생활습관병으로 불리는 또 다른 질병이 고혈압이다. 혈관 속을 흐르는 혈액의 압력, 즉 혈압이 높은 상태를 고혈압이라고 한다. 혈압이 높더라도 보통 뚜렷한 증상을 느끼지 못하는 경우가 많아 고혈압을 '침묵의 살인자'라고도 부른다. 혈압은 몸 상태 및 주변 상황에 따라 달라지는 경우가 많다. 따라서 정확히 측정하려면 올바른 방법으로 여러 번 해보는 것이 좋다.

고혈압이 위험하다고들 하는 이유는 고혈압 자체보다 그로 인해 유발될 수 있는 다양한 질병들 때문이다. 고혈압은 동맥경화, 심근경색, 뇌경색, 부정맥, 협심증 등 심혈관질환을 유발할 수 있다. 따라서 조기에 발견해 적정 혈압을 유지하는 게 중요하다.

고혈압으로 인한 합병증이 걱정된다면 정기적으로 혈압을 확인하자. 혈압이 약간 상승되어 있는 경우에는 수개월에 걸쳐 반복해 혈압을 측정해봐야 한다.

고혈압의 진단, 치료에 가장 중요한 것은 정확한 혈압 측정이다. 담배를 피우거나 커피를 마신 후에는 30분이 지난 다음 혈압을 측정하고 집에서 혈압을 측정할 경우 적어도 아침과 낮밤 모두 차이가 있기 때문에 아침에 일어난 직후 1시간 이내 혹은 잠들기 전 편안한 자세에서 하루 2번 측정하는 것이 좋다. 집에서 측정했을 때는 수축기 혈압 135mmHg, 이완기 혈압 85mmHg 이상일 때 고혈압으로 진단할 수 있다.

고혈압 단계별 혈압

(단위: mmHg)

	수축기	이완기
정상	120 미만	80 미만
고혈압 전 단계	120~139	80~89
제1기 고혈압	140~159	90~99
제2기 고혈압	160 이상	100 이상

40대 남성이 고혈압에 가장 취약한 이유

보건복지부에서 발표한 2014년 국민건강영양조사 결과를 보면, 40세 이상 고혈압 환자가 2007년 25.4%에서 2014년 38.2%로 빠르게 증가해 40세 이상 성인 10명 중 4명은 고혈압을 앓고 있는 것으로 나타났다. 게다가 자신이 고혈압이라는 사실을 알고 있었던 경우는 전체의 65.9%뿐이었는데, 그중에서도 30대는 10명 중 2명, 40대는 10명 중 4명 정도만 고혈압임을 알고 있어서, 50대 10명 중 6명, 60대 10명 중 8명에 비하면 30~40대가 자신의 혈압 및 건강 상태에 대해 잘 모르고 있는 것으로 나타났다.

이렇게 병원에서 고혈압 판정을 받게 되면 흔히 혈압을 낮추는 혈압강하제를 처방받는다. 그렇다면 혈압강하제를 한 달에 20일 이상 복용한 사례는 얼마나 될까? 연령별로 살펴보면 40대의 경우 35%, 50대 56.8%, 60대 76.9%로, 고혈압 치료에 대한 자세에 있어서도 연령별로 큰 차이를 보인다는 사실을 알 수 있다. 성별로 보았을 때는 여성보다 남성이 낮았다. 종합해보면 40대 남성의 경우, 고혈압 가능성이 높음에도 불구하고 자신의 건강 상태를 점검하지도 않으면서, 알게 된 후 치료도 게을리하는 경우가 많다고 짐작해 볼 수 있다.

2013년 자료에 따르면 국내 사망 원인 중 2위가 고혈압이 포함된 뇌혈관질환이다. 특히 40대부터는 잘못된 생활습관 때문에 각종 만성 질환이 발병하는 시기다. 영양분을 흡수하고 배설하는 대사 기능에 문제가 생긴 대사증후군 환자의 절반 역시 고혈압 환자라고 한다. 인구고령화의 영향으로 고혈압 환자 수는 지속적으로 증가하고 있는 이때 고혈압이 뇌졸중, 동맥경화, 심근경색 등 합병증으로 이어지지 않도록 하는 관리가 필요하다.

나도 혹시
고혈압?

고혈압은 발생 원인에 따라 1차성 고혈압(본태성 고혈압)과 2차성 고혈압(속발성 고혈압)으로 나뉜다. 우리나라 고혈압 환자의 90~95%를 차지하는 1차성 고혈압은 원인이 명확하지 않고 가족력, 노화, 비만, 짜게 먹는 식습관, 과음, 흡연, 운동 부족, 스트레스 등과 관련 있다. 2차성 고혈압은 환자가 원래 가지고 있던 어떤 질환 때문에 고혈압이 발생하는 경우를 이야기하는데 신장질환이 가장 많고, 55세 이전에 심장 관련 질환의 가족력이 있는 경우, 교감 신경계의 유전적인 이상, 인슐린 저항성과 제2형 당뇨병, 과체중이나 비만일 경우 고혈압 발생 가능성이 2~6배까지 상승할 수 있다. 고혈압 환자의 50% 이상이 비만을 동반한다고 보면 된다. 또한 산화질소의 농도 저하, 고지혈증, 특정 약물, 잘못된 식습관과 칼륨 섭취 부족, 지방이나 당분의 과다 섭취 등도 원인이 될 수 있다.

    스트레스로 인해 발생한 혈압 상승의 경우, 처음에는 뚜렷한 증상이 없다. 그러나 지속되면 머리가 아프고 무겁거나, 특별한 이유 없이 어지럽고, 쉽게 피곤해지고 늘 피로가 쌓여 있는 느낌을 받을 수 있다. 또한 합병증이 발생한 이후에는 귀가 울린다, 숨이 차고 두근거린다, 손발이 저리거나 붓는다, 눈에 충혈이 있다, 두통이 오고 잘 안 보인다, 코피가 잘 난다, 팔다리가 자주 저린다, 눈이 침침하고 눈앞에 실오라기 같은 것이 떠다닌다, 가슴이 아프다 등의 증상을 호소한다.

혈압이 높다고 반드시 약부터 먹어야 하는 것은 아니다. 증상이 심하지 않은 40~50대 고혈압 환자의 절반은 체중 관리와 식습관만 바로잡아도 혈압을 조절하고 합병증 위험을 줄일 수 있다. 고혈압 전 단계(수축기 혈압 120~139mmHg, 이완기 혈압 80~89mmHg)이면서 심장질환의 가족력, 흡연, 이상지질혈증, 당뇨병, 60세 이상 가운데 한두 가지에 해당하거나, 고혈압 1단계(수축기 혈압 140~159mmHg, 이완기 혈압 90~99mmHg)이면서 다른 위험인자나 동반 질환이 없는 사람은 6개월간 금연이나 절주, 저염식과 유산소 운동을 통해서 체중을 조절하는 것이 좋다.

하지만 고혈압 1단계 이상이면서 당뇨병, 동맥경화증, 단백뇨 가운데 하나라도 있거나, 위험인자를 세 가지 이상 가졌으면 바로 의사의 처방을 받아 고혈압 약을 복용해야 한다. 고혈압 치료를 시작하고 3~4개월 동안은 약의 효과와 부작용을 확인하기 위해 매달 한 번씩 진찰받는 게 좋다. 그 이후에는 최소 3개월에 한 번, 약 처방을 받으면서 주치의와 상담하도록 하자. 혈압을 낮추면 뇌졸중이나 심장질환에 의한 사망, 고혈압에 의한 다른 부작용 등을 줄일 수 있다. 또한 당뇨병이 합병되어 있는 경우라도 혈압과 혈당을 조절하면 심각한 부작용을 상당 부분 방지할 수 있다.

혈압 조절을 위한
몇 가지 습관

고혈압은 체질이나 유전적 성향이 강하기 때문에 평소 올바른 생활습관으로 예방하는 것이 최선이다. 특히 식습관 조절이 중요하다.

먼저 소금 섭취를 줄이자. 우리나라 소금 섭취량은 1인당 하루 평균 12.5g으로 세계보건기구WHO의 권장량 5g의 2.5배에 달한다. 요리를 할 때 소금·간장·된장·고추장을 줄이자. 김치, 젓갈, 장아찌, 각종 찌개류 등 짠 음식을 많이 먹으면 혈중 나트륨 수치가 올라가 고혈압이 되기 쉽다. 하루 1.5~5.9g 정도의 저염식을 꾸준히 생활화해야 한다.

둘째로 칼륨이나 칼슘이 많이 들어간 음식을 먹자. 칼륨과 칼슘은 혈압 조절에 도움이 된다. 특히 칼륨은 체내의 나트륨을 배출하는 역할을 한다. 칼륨이 많이 들어 있는 음식에는 시금치, 다시마, 감자, 강낭콩, 바나나 등이 있다. 그러나 신장 기능이 나쁜 사람의 경우는 고칼륨혈증 등 치명적인 부작용이 생길 수 있으므로 반드시 주치의와 상의하여 결정해야 한다.

셋째, 흡연과 음주를 줄이자. 과도한 음주가 혈압을 높인다는 사실은 이제 모르는 사람이 없을 것이다. 가끔씩 적정량을 마시는 정도야 괜찮지만 과음과 매일 술을 마시는 것은 피하는 게 좋다. 술을 매일 마실 경우 혈압이 3mmHg 높아진다. 흡연 역시 동맥경화, 뇌졸중 등의 심혈관질환의 발생률을 높인다. 따라서 고혈압 환자의 경우 절대 금연해야 한다.

넷째로 식이섬유가 풍부한 음식을 먹자. 현미, 과일 등에 풍부한 식이섬유는 혈압을 낮추는 데 도움이 된다. 특히 채소에는 비타민, 무기질, 섬유소, 각종 항산화 물질이 들어 있어 심뇌혈관질환의 예방에 도움이 되며, 콜레스테롤이나 포화 지방산이 많은 동물성 지방 섭취를 줄이고 고등어, 삼치, 꽁치 같은 등푸른생선에 들어 있는 불포화 지방산을 1주일에 2회 이상 먹도록 한다. 세계보건기구는 적당한 고도 불포화 지방산의 섭취, 콜레스테롤 섭취 제한(하루 소고기 150g 또는 달걀 1개 반 이하), 충분한 과일과 채소 섭취(하루 사과 1개 또는 귤 4~5개 이상), 생선·해물을 통한 DHA와 EPA 섭취(하루 고등어 반 마리 이상)를 권장하고 있다.

과체중이나 비만은 고혈압의 위험을 높이는 요인이다. 비만일 경우 혈관에 콜레스테롤이 축적돼 혈액 순환을 방해할 수 있기 때문에 적정 체중과 허리둘레를 유지해야 고혈압을 예방할 수 있다. 따라서 평소에 적당한 운동을 통해 정상 체중을 유지하는 것도 중요하다. 특히 매일 20~30분간 걷기, 뛰기, 줄넘기, 자전거 타기, 수영 등의 유산소 운동이 혈압을 낮추는 데 도움이 된다. 운동을 중단할 경우 다시 혈압이 높아지기 때문에 꾸준히 운동하는 것이 중요하다. 단, 고강도의 운동은 오히려 운동 중 심혈관 이상을 가져

오고 효과도 좋지 않다. 운동 강도는 심박수를 이용해서 결정하는데, 자신의 운동 최대능력의 40~60% 정도로 강도를 정하는 것이 좋다(p.187).

이와 더불어 좋은 수면습관과 명상 등을 통해 스트레스를 관리하는 것이 무엇보다 중요하다.

고혈압 예방 및 관리 생활수칙

1. 음식은 골고루 싱겁게 먹는다.
2. 살이 찌지 않도록 알맞은 체중을 유지한다.
3. 매일 30분 이상 적절한 운동을 한다.
4. 담배는 끊고 술은 삼간다.
5. 채소, 과일을 충분히 섭취한다.
6. 달고 기름진 식품을 줄인다.
7. 스트레스를 적절히 해소하고 평온한 마음을 유지한다.
8. 정기적으로 혈압을 측정하고 의사의 진찰을 받는다.
9. 처방 혈압약을 잘 복용한다.

(자료: 대한고혈압학회)

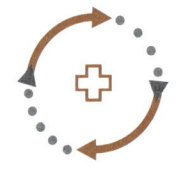

전염병보다
위험한 질병,

비만

바쁜 현대 사회 속에서 식습관이 서구화되고, 불규칙한 생활이 늘면서 비만 환자 또한 해마다 증가하고 있다. 1980년대 전까지만 해도 비만을 병이라고까지는 생각하지 않았다. 배고프던 시절에는 비만이 오히려 부의 상징이기도 했다. 하지만 비만은 분명한 질병이다. 그것도 당뇨병, 고혈압, 관절염, 암 등 다른 질병을 부르는 무서운 질병이다. 세계보건기구는 비만을 '21세기 신종 전염병'으로 규정했다.

우리나라에서도 매년 약 40만 명씩 성인 비만 환자가 늘고 있다. 비만은 한 마디로 많이 먹고 덜 움직여 생기는 병이다. 먹을 것이 넘쳐나는 세상에서 사람들은 먹는 것에 대한 유혹을 이겨내지 못하고 우리 몸이 필요로 하는 에너지보다 많은 열량을 섭취한다. 그 결과 소비되지 못하고 남은 에너지가 지방으로 변해 체내에 쌓이면서 비만이 된다.

비만이야말로 전형적인 생활습관병이다. 많이 먹고, 덜 움직이는 것은 물론 온갖 스트레스에 시달리며 술과 담배를 많이 하는 생활습관이 비만을 부른다. 결국 비만을 예방하고 고칠 수 있는 방법도 잘못된 생활습관을 바꾸는 것뿐이다.

뚱뚱한 중년,
수명이 7년 짧아진다

비만은 지방이 정상보다 많이 축적된 상태이므로 체내 지방량을 측정해 평가한다. 가장 많이 사용하는 방법은 신장 대비 체중이 적당한지를 파악하는 체질량지수BMI나 허리둘레 치수를 재는 것이다.

체질량지수는 자기 몸무게(kg)를 키의 제곱(m^2)으로 나눈 값이다. 예를 들어, 몸무게가 77kg이고, 키가 173cm인 남성의 체질량지수는 $77 \div (1.73)^2 = 25.7$이 된다. 체질량지수가 23~25이면 과체중, 25 이상이면 비만으로 분류하는데 25 이상인 경우 고혈압이나 당뇨병, 고지혈증의 위험이 2배 이상 증가하고, 30 이상이면 고혈압, 당뇨병, 고지혈증으로 인한 사망률이 1.5배 증가한다. 즉, 앞의 남성의 경우 비만에 속하며 고혈압·당뇨병·고지혈증의 위험군이라고 할 수 있다.

허리둘레로 측정할 때는 남성 90cm, 여성 85cm 이상일 때 복부 비만이라 한다. 허리둘레는 양 발을 25~30cm 벌려 체중을 고루 분산시키고 숨을 편안히 내쉰 상태에서 갈비뼈 가장 아래 위치와 골반의 가장 높은 위치의 중간 부위를 줄자로 측정한다. 피하지방이 많아 허리가 겹치는 경우 똑바로 선 상태에서 피하지방을 들어올려 측정한다. 허리둘레 측정은 복부 내장 지방량을 반영하는 지표로 이용되는데, 특히 가슴이나 팔, 엉덩이의 피하지방보다 복부의 내장에 지방이 많은 내장지방형 비만이 당뇨병, 고혈압, 고지혈증, 심혈관질환 등 각종 합병증에 걸릴 위험이 더 크다. 과체중과 비만으로 심장질환을 앓는 환자는 세계적으로 연간 1,700만 명 정도로 추산된다.

미국 뉴욕시립대학교 연구팀이 분석한 비만과 사망의 상관관계를 보면 비만인 사람들이 심장병 등의 질병으로 인해 사망할 확률이 아닌 사람들에 비해 20% 높은 것으로 나타났다. 대체로 비만인 사람들은 여러 질병으로 인해 정상 체중의 사람들보다 3.7년 먼저 사망했고, 심장질환으로는 1.7년 먼저 세상을 떠났다. 또한 해당 연구에 따르면 비만 인구 중 가장 큰 위험에 노출된 연령이 45~64세라고 한다. 이 연령대에 비만인 사람들은 각종 질병으로 정상 체중의 사람들에 비해 7.1년 먼저 사망했고, 심장병으로는 12.8년 앞서 죽음에 이른 것으로 파악됐다.

세계보건기구는 1996년 비만을 '장기 치료가 필요한 질병'으로 규정하였고 삼성경제연구소 '비만의 사회·경제적 위험과 기회' 보고서에서 "비만은 전염병보다 위험한 질병으로 부상하고 있으며, 선진국에서 신흥국으로 급속히 확산돼 다양한 사회·경제적 비용을 유발하고 있다"고 밝혔다.

매주 150분
운동하기

비만은 그 자체의 문제보다는 이로 인한 각종 합병증이 훨씬 더 무섭다. 비만을 예방하고 치료하기 위해서는 무엇보다 일상생활에서 습관을 개선하는 것이 중요하다. 가장 효과적인 체중감량 치료는 칼로리 섭취를 줄이는 식사 조절과 운동을 꾸준히 실천하는 것이다. 특히 고열량 음식이나 지방이 많이 함유된 음식을 줄일 필요가 있다.

국민건강보험공단에서 제안한 '한국 비만인을 위한 신체 활동 지침'에 따르면 체지방을 줄이기 위해서는 걷기와 자전거, 수영 등 대근육을 리드미컬하게 사용하는 저강도나 중강도의 유산소 운동을 하는 것이 좋다. 걷기 운동으로 체중을 줄이고자 한다면 운동 시간이 주당 250분을 넘어야 효과가 있다. 남성은 하루 11,000~12,000보, 여성은 8,000~12,000보 정도는 걷는 것이 좋겠다.

체지방 감량을 목표로 운동 스케줄을 잡는다면 최소 일주일에 3회 이상은 운동에 투자하자. 더욱 체계적이고 적극적인 체지방 감량을 원한다면 일주일에 5회 이상은 운동하는 것이 좋다. 운동을 할 때는 1회에 최소 30분 이상 해야 하지만 마찬가지로 적극적으로 살을 빼고 싶다면 1회에 60분 이상 운동을 해야 한다. 최소 주당

150분 정도는 운동을 하자.

이렇게 했는데도 체중이 도통 줄지 않는다면 약물치료를 하는 경우도 있다. 살을 빼기 위해 다이어트에 도전했던 사람들 중 95%가 요요현상을 겪는다고 한다. 따라서 살을 빼기 위해서는 장기적인 계획을 세워 음식을 조절하는 것과 동시에 운동량을 증가시키면서 체중 관리를 해야 한다. 너무 급속하게 체중 감량을 하게 될 경우 체지방보다 근육을 더 뺄 수 있으므로 주의해야 한다. 몸무게는 일주일에 0.5~1kg 정도로 감량하는 것이 적절하다.

살을 빼기 위해 무엇보다 중요한 것은 자신에 대한 부정적인 생각을 없애고 자신을 사랑하는 것이다. 내적인 동기부여가 되지 않는다면 몸의 변화는 찾아오지 않는다. 배가 고프지 않아도 스트레스를 받으면 먹는 것으로 해소하는 습관부터 버려야 한다. 마음의 허기에 쫓기듯 빨리 먹게 되면 식탐이 생기고 자신도 모르게 많이 먹게 되는 악순환을 반복하게 된다.

한 번 늘어난 몸무게는 좀처럼 줄이기 어렵다. 건강을 잃지 않고 다이어트를 하기 위해서는 영양가 높고 균형 잡힌 음식을 적게 먹고 몸을 가볍게 만들어야 한다. 건강한 생활습관은 전적으로 자신의 의지와 노력에 달려 있는 만큼 규칙적인 생활과 운동을 통해 지치고 찌든 늘어진 몸을 아름다운 몸으로 가꿔보자.

성공적인 다이어트를 위한 10가지 요령

1. 체중을 매일 재 표를 만들어 잘 보이는 곳에 둔다.
2. 식품은 충동구매보다 미리 계획한 것을 산다.
3. 식사 내용을 매일 기록한다.
4. 음식을 눈에 안 띄게 하여 식욕을 자극하지 않는다.
5. 시간을 지켜 하루 세 끼를 먹되 이른 아침이나 늦은 저녁 식사는 피한다.
6. 식사는 천천히 하고 다른 행동을 하면서 식사하는 것을 피한다.
7. 정한 장소에서 식사한다.
8. 음식을 씹는 동안 젓가락을 내려놓는다.
9. 1만 보 걷기 운동을 생활화한다.
10. 목표 체중으로 줄이면 스스로에게 그에 대한 보상을 해준다.

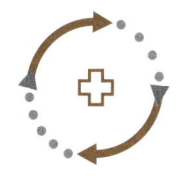

혈액에
지방이 쌓이는

고지혈증

건강검진을 할 때 혈압과 함께 꼭 체크하는 항목이 있다. 바로 콜레스테롤 수치다. 콜레스테롤은 무조건 몸에 나쁘다고 생각하기 쉽지만 사실 적정량은 우리 몸에 필요한 성분이다. 문제는 혈액 내에 지방이나 콜레스테롤이 필요 이상으로 많이 생기는 상태, 즉 고지혈증이다. 고지혈증은 혈액 내 총 콜레스테롤이 240mg/dL을 넘거나 중성지방이 200mg/dL 이상인 상태를 말한다. 고지혈증이 지속될 경우 혈액순환이 떨어져 동맥경화의 원인이 되고 혈관이 막혀 심근경색, 협심증, 뇌졸중, 고혈압 등의 심뇌혈관질환으로 악화될 우려가 있다.

혈액 속에 들어 있는 지방질은 크게 총 콜레스테롤, 저밀도지단백Low Density Lipoprotein, LDL 콜레스테롤, 고밀도지단백High Density Lipoprotein, HDL 콜레스테롤, 중성지방으로 분류한다. 저밀도지단백 콜레스테롤은 혈관에 쌓이면 동맥경화를 일으키기 때문에 나쁜 콜레스테롤이라고 부르는 반면 고밀도지단백 콜레스테롤은 혈액 중에 있는 콜레스테롤을 없애는 역할을 하며 심장질환과 뇌졸중을 예방하기 때문에 좋은 콜레스테롤이라고 한다. 중성지방은 우리 몸에 꼭 필요한 에너지원이지만 수치가 높으면 당뇨병, 고혈압, 고지혈증 같은 대사증후군 위험을 높인다. 실제 조사 결과 고혈압 환자들의 절반이 고지혈증을 갖고 있으며, 고지혈증 환자의 절반이 고혈압을 동반하는 것으로 나타났을 정도로 두 질병은 밀접한 관계가 있다.

혈액 내 콜레스테롤은 모두 나쁘다?

그렇다면 혈액 내 콜레스테롤 수치는 왜 높아지는 걸까? 그 이유에는 여러 가지가 있다. 유전적 영향, 당뇨병, 고혈압, 갑상선질환, 간질환, 신장질환, 비만, 음주, 흡연, 높은 콜레스테롤 수치, 운동 부족, 건강하지 못한 식이요법, 가족력, 스트레스 등이 대표적이다.

나이가 들어감에 따라 여성과 남성 모두 혈액 내 콜레스테롤 수치가 올라가는 경향이 있다. 특히 여성의 고지혈증 발병률이 연평균 12.4%로 남성 10.2%보다 높다. 여성의 경우 폐경도 고지혈증에 영향을 주는데, 폐경 후 여성호르몬의 감소로 혈관 보호 능력이 약해지면 콜레스테롤 수치가 증가한다.

하지만 콜레스테롤은 우리 몸을 형성하는 세포와 세포막을 구성하는 주요 성분이고, 장기의 기능과 상태를 정상적으로 유지하는 스테로이드 호르몬을 합성하는 재료다. 음식물의 소화와 흡수에 필요한 담즙산의 원료 역시 콜레스테롤이다. 이렇듯 우리 몸에 꼭 필요한 물질이기 때문에 혈액 내 콜레스테롤은 70~80%가 체내에서 스스로 만들어진다. 음식을 통해서는 보통 20~30% 정도 섭취된다. 따라서 적정 수준의 콜레스테롤은 문제가 되지 않을뿐더러 오히려 꼭 필요하다.

콜레스테롤 수치 기준

구분	수치	판정
총 콜레스테롤	200mg/dL 미만	정상
	200~239mg/dL	주의
	240mg/dL 이상	고지혈증
저밀도지단백 콜레스테롤	100mg/dL 미만	적절
	100~129mg/dL	거의 정상
	130~159mg/dL	주의
	160~189mg/dL	높음
	190mg/dL 이상	매우 높음
	* 당뇨병 환자나 심장병 환자 100mg/dL 이하 권장	
	* 당뇨병과 심장병을 함께 가지고 있는 환자 70mg/dL 이하 권장	
고밀도지단백 콜레스테롤	40mg/dL 미만	심혈관질환 위험 증가
	40~60mg/dL	보통
	60mg/dL 초과	심혈관질환 위험 감소
중성지방	200mg/dL 미만	정상
	200mg/dL 초과	고중성지방혈증

    총 콜레스테롤은 200mg/dL 미만으로 유지하며, 과거에 심혈관질환을 앓았거나 당뇨병 등 위험요인이 있는 경우에는 저밀도지단백 콜레스테롤을 100mg/dL 미만으로 유지해야 한다. 고밀도지단백 콜레스테롤은 다른 고지혈증 수치와 달리 높을수록 좋다. 40mg/dL 미만이면 심혈관질환의 위험이 증가하고, 60mg/dL보다 높으면 그 반대로 심혈관질환의 위험이 감소한다. 중성지방은 150~199mg/dL이면 주의를 해야 하는 수치이고, 200mg/dL이면 치료가 필요할 수 있다.

고지혈증을
고치는 습관

고지혈증은 뚜렷하게 나타나는 증상이 없어, 오직 혈액 검사로만 알 수 있다. 만일 고지혈증이 원인이 돼 어떤 증상이 나타났다면 그때는 이미 콜레스테롤이 혈관 벽에 쌓여 협심증이나 심근경색증 등의 심혈관질환이나 뇌중풍 등의 뇌혈관질환과 같은 합병증이 진행된 상태인 것이다. 술이나 육류 등 기름진 음식을 섭취하지 않아도 나타날 수 있기 때문에 건강검진을 통해 조기에 발견하는 것이 중요하다. 합병증이 발생하면 고지혈증은 물론 각각의 질환에 대한 치료도 병행해야 하기 때문에 예방이 무엇보다 중요하다.

2013년 건강보험 통계자료 분석에 따르면 우리나라 성인의 절반이 고지혈증이라는 조사 결과가 나왔다. 평소 기름진 식사, 잦은 음주와 흡연, 운동 부족으로 대사증후군 등의 심각한 질병이 발생할 가능성이 높은 만큼 적정 체중을 유지하기 위한 식사 조절과 매일 30분 정도의 규칙적인 운동을 통한 생활습관 개선이 필요하다. 특히 운동을 지속하게 되면 저밀도지단백 콜레스테롤이 감소하고 고밀도지단백 콜레스테롤은 증가, 중성지방은 70%가 감소해 고지혈증을 예방하는 효과가 있다.

혈중 콜레스테롤이 높은 경우 동물성 식품 중 지방이 많은 부위나 콜레스테롤이 많다고 알려진 식품인 소고기와 돼지고기 등 고지방 육류, 닭 껍질, 장어, 오징어류, 내장(알)류 등을 피하고, 식이섬유가 풍부한 채소류, 해조류, 버섯류를 충분히 섭취하는 것이 좋다. 특히 등푸른생선에 함유된 오메가3는 혈중 중성지방을 낮추고 혈전(피떡) 형성을 억제하는 데 도움이 된다. 혈중 중성지방이 높은 경우는 곡류 혹은 감자류와 단 음식의 섭취를 줄여야 한다. 기름진 음식보다 오히려 당이 많은 음식이 더 해롭다. 담배는 반드시 끊고 술은 하루 두 잔 이하로 줄인다.

콜레스테롤을 낮추는 9가지 식습관

1. 채소, 과일, 통곡물, 콩류, 생선, 땅콩 및 씨앗류, 식물성 기름, 가금류, 기름기 적은 고기 등으로 구성된 식이를 한다.
2. 귀리, 보리, 콩, 과일, 채소 등 섬유질이 많은 음식들의 섭취를 늘린다.
3. 콩과 같은 식물성 단백질 섭취를 늘린다. 혈당의 변화를 최소화하고 식욕을 조절하기 위해 탄수화물과 함께 단백질을 섭취한다.

4 생선, 아마씨, 땅콩, 씨앗류, 식물성 기름 등 불포화 지방이 많은 음식들을 적당량 섭취한다.

5 고열량 음식의 비중을 줄이고 신체 활동을 증가시켜 적정 체중을 유지한다.

6 기름진 고기, 버터, 치즈, 아이스크림, 튀김 등 포화 지방, 트랜스 지방, 콜레스테롤 함량이 많은 음식을 제한한다.

7 가당 음료와 과일 주스같이 당분이 많은 음식을 제한한다.

8 술은 적당히 마시며 과음하지 않는다. 적절히 조절하는 것이 힘들다면 차라리 끊는 것이 좋다.

9 필요하다면 식물성 스테롤, 수용성 섬유소, 오메가3 보충제를 복용한다.

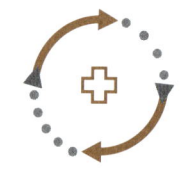

건강의 적신호, 동맥경화증

나이가 들수록 혈액의 흐름이 원활하지 않으면 병이 생길 수 있기 때문에 혈관 건강이 무엇보다 중요하다. 우리 몸의 혈관은 내막, 중막, 외막으로 구성되어 있다. 혈관의 가장 안쪽에 있는 내막에 콜레스테롤이나 중성지방이 쌓이면 혈관이 좁아지고 딱딱하게 굳어지면서 막히게 되는데 이를 '동맥경화증'이라고 한다. 또한 손상된 내막에 콜레스테롤이 쌓이면 죽종이 형성되는데 이로 인해 혈관의 지름이 50% 이상 협착되고 탄력을 잃게 되는 것을 '죽상경화증'이라고 한다. 최근에는 이를 동맥경화증과 혼합하여 죽상동맥경화증이라고도 한다. 죽상경화증은 신체 여러 부위에서 나타날 수 있다. 뇌동맥에 죽상경화증이 나타나면 뇌경색, 관상동맥에 나타나면 협심증이다.

나이가 들면 나타나는 혈관의 노화 현상은 동맥경화를 더욱 부추긴다. 동맥경화는 각종 장기의 기능을 저하시키고 심장에 혈액을 공급하는 관상동맥을 좁히거나 막아 혈액 순환에 문제를 일으킨다. 그로 인해 협심증이나 심근경색이 일어나고 뇌로 가는 혈관이 막히는 뇌경색과, 뇌혈관이 터지는 뇌출혈 발생의 주요 원인이 된다. 또한 신장 기능을 저하시켜 신부전이나 허혈성 사지질환을 유발하기도 한다.

동맥경화는 때때로 다리 쪽 혈관에 문제를 일으키기도 하는데 이를 말초혈관 폐색성 질환이라고 한다. 이럴 경우 다리 쪽에 혈액을 공급하는 혈관이 막히거나 좁아져 혈액이 원활하게 공급되지 못하고, 치료 시기를 놓치면 조직이 괴사하기도 하며 운동 시 통증, 무감각, 마비 등으로 이어진다. 동맥경화증은 눈에도 생길 수 있다. 혈압과 당뇨병이 잘 관리되지 않으면 당뇨성 망막증이나 고혈압성 망막증이 발생하는데 이는 실명의 주원인이 된다.

동맥경화를 예방하는 방법

죽상동맥경화는 30대 후반부터 서서히 진행되지만, 증상이 나타나는 것은 60~70대에 가장 많다. 또한 흡연율이 높은 남성이 여성에 비해 많다. 건강보험공단 진료통계에 따르면 죽상경화증 환자는 2013년 기준 남성 환자가 여성의 약 1.7배였고, 60대 이상이 전체의 68%를 차지했다.

　죽상동맥경화는 일종의 혈관 노화 현상이기 때문에 70% 이상이 막히기 전까지는 아무런 증상이 나타나지 않아 조기 진단이 어렵다. 검사하면 이미 심각한 상태인 경우가 많기 때문에 평소 철저한 관리가 필요하다. 나의 식습관이나 생활습관을 돌아보았을 때 동맥경화가 걱정된다면 병원에서 혈관의 두께를 알아보는 몇 가지 검사를 할 수 있다. 경동맥 초음파, 복부 초음파 및 CT, 관상동맥

석회화 검사 등이 그것이다. 의사가 알아서 증상에 맞는 검사를 하겠지만 미리 알고 가면 진료를 받고, 치료하는 데 도움이 된다.

그렇다면 내친김에 동맥경화의 치료에 대해서도 알아보자. 동맥경화를 치료할 때는 보통 원인이 된 질환에 대한 약물치료와 함께 스텐트stent(금속 그물망)를 삽입해 혈관을 넓히는 시술, 또는 자신의 다른 혈관이나 인공 혈관을 이용하여 혈관의 좁아진 부분의 아래로 혈관을 우회하여 연결시켜 혈관의 우회로를 만드는 수술 등을 한다.

올바른 생활습관은 혈관 노화를 막는 혈관 건강의 시작이다. 한 번 두꺼워지고 딱딱해진 병든 혈관 벽은 이전의 상태로 회복되지 않기 때문에 죽상동맥경화가 진행되는 것을 예방하기 위해서는 생활습관병인 고혈압이나 당뇨병, 고지혈증, 비만에 걸리지 않도록 미리 관리해야 한다.

동물성 지방을 덜 섭취하고, 짜고 기름진 음식을 줄이며, 신선한 채소와 과일을 고루 섭취하도록 하자. 하루 30분 이상, 일주일에 3일 이상 심장에 무리가 가지 않는 선에서 빠른 걸음 걷기, 수영, 자전거 타기 등 지속적인 유산소 운동을 하면 중성지방 수치가 평균 20~30% 감소하고, 고밀도지단백 콜레스테롤 수치가 2~8mg/dL 정도 증가한다. 담배는 반드시 끊고 술은 하루 두 잔 이하로 줄이며 혈관 노화를 촉진시키는 스트레스를 조절하는 건강한 생활습관으로 혈관 건강을 지키도록 노력하자.

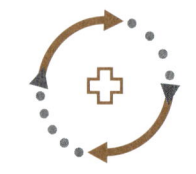

암보다 무서운

~~~~~~~~~~

협심증

우리 몸에서 가장 중요한 기관인 심장의 대표적인 질환이 협심증이다. 심장은 크게 3개의 관상동맥을 통해서 산소와 영양분을 공급받고 일생 동안 쉴 새 없이 혈액을 전신으로 보내는 중요한 기관이다. 그런데 혈관의 내피세포가 손상되어 콜레스테롤이 쌓이면서 동맥경화증이나 혈관을 막는 혈전 등으로 혈관이 좁아져 혈액이 원활하게 공급되지 않고 협착이 서서히 진행되어 관상동맥의 70% 이상이 좁아지면 심근의 일부가 허혈 상태에 빠지게 된다.

이처럼 심장에 혈액을 공급하는 관상동맥이 동맥경화증이나 혈전 등으로 협착되거나 막혀 심장에 혈액의 공급이 원활하지 못해 갑자기 심한 통증이나 발작을 일으키는 질환이 바로 협심증이다. 협심증에는 동맥경화증 때문에 만성적으로 협착되어 생기는 안정형 협심증, 혈전이 생겨서 급작스럽게 협착이 심해져 생기는 불안정형 협심증, 혈관의 연축 때문에 혈류 장애가 발생해 초래되는 변이형(이형성) 협심증이 있다.

협심증 역시 대표적인 생활습관병 중 하나다. 협심증의 원인이 되는 동맥경화증이나 혈전은 잘못된 생활습관에 의해 생기는 것이므로 혈관 건강을 위협하는 잘못된 생활습관을 바로잡으면 협심증 또한 예방할 수 있다.

갑작스러운 가슴 통증, 나도 혹시 협심증?

협심증의 전형적인 증상은 빨리 걷거나 계단을 오를 때, 무거운 물건을 드는 등의 힘든 일을 할 때, 운동이나 심한 스트레스를 받을 때 주로 발생한다. 가슴 중앙 부위의 압박감, 가슴을 쥐어짜는 느낌이나 뻐근하게 조여드는 느낌이 들고, 가슴 통증이 턱이나 왼쪽 어깨, 왼쪽 팔 등으로 퍼져나가기도 하며 호흡 곤란이 동반되기도 한다. 그러나 이러한 가슴 통증은 보통 짧게는 1~2분, 길게는 15분 이내 지속되다가 휴식을 취하면 사라진다. 아침 일찍 갑자기 추운 날씨에 노출되면 혈액 순환 장애가 올 수 있고, 과식 후에 통증이 더 빈번하며, 육체적 과로뿐 아니라 정신적 긴장이나 흥분 시에도 발생할 수 있다.

협심증에 의한 가슴 통증은 대부분 육체적으로 무리했을 때 나타나며 안정하면 서서히 사라지는 것이 특징이다. 그러나 이형성 협심증은 주로 밤 또는 새벽에 주기적으로 흉통이 발생하는데 이는 관상동맥의 경련에 의한 것이다. 이러한 심질환 이외 식도 경련이나 역류성 식도염 등 소화기계 질환이나 신경계 및 근골격계 질환, 폐질환에 의한 가슴 통증은 협심증과 가장 혼동하기 쉽다. 또한 가슴통증을 호소하는 사람 중 상당수는 정서불안이나 신경이 매우 예민해서인 경우도 있다. 가령 왼쪽 가슴이 수초 동안 바늘로 또는 칼로 찌르듯 아프다든지, 수시간씩 왼쪽 앞가슴이 무지근하게 아프다든지, 왼쪽 팔을 움직이거나 가슴을 굽히거나 펼 때 통증을 느낀다든지, 혼자 있을 때 불안해지면서 가슴이 답답하고 조여들지만 일에 열중할 때 없어진다든지 하는 등의 증상은 협심증이 아닌 경우가 많다.

협심증의 최대의 적, 동맥경화증

대개 협심증은 50~60대에 가장 많이 발병한다. 지난 2011년 건강보험공단에서 발표한 자료에 따르면 전국 협심증 환자는 53만 명으로 5년 새 17% 증가했는데 그중 50대 이상이 88%를 차지했다.

협심증을 치료하기 위해 가장 먼저 해야 할 일은 금연을 통해 혈관수축을 예방하고 혈전의 발생 위험을 낮추는 것이다. 또한 혈압을 낮추고 저지방 식이요법을 통해 혈중 콜레스테롤 수치를 낮추어야 한다. 병원에서의 치료법으로는 혈관을 넓히는 약물요법이나 관상동맥의 좁아진 부위를 풍선으로 확장시켜 주는 풍선확장술, 확장된 혈관이 다시 좁아지지 않도록 스텐트를 삽입하는 방법 등이 있다. 또 심할 경우 수술을 통해 혈관의 좁아지거나 막혀 있는 부위를 우회하여 대동맥과 관상동맥을 이어주는 방법이 있다.

협심증의 가장 큰 원인은 혈관에 콜레스테롤이 쌓이는 동맥경화증이다. 동맥경화를 유발시키는 위험인자는 고령, 흡연, 고혈압, 당뇨병, 고지혈증, 가족력, 비만, 운동 부족 등이 있으며 남성과 비교했을 때 여성의 협심증 발병률이 훨씬 낮지만 수치상 여성 또한 폐경기 이후에 증가하기 때문에 안심할 수 없다.

그렇다면 동맥경화로 인한 협심증을 피하기 위해 할 수 있는 일은 무엇이 있을까?

첫째, 금연하기. 흡연은 혈관을 수축시키고 노화시키는 결정적 역할을 한다.

둘째, 저염식, 저지방 식단. 고염식과 포화 지방산이 많은 고지방 식품은 피하고 생선, 콩 종류, 닭고기, 지방이 적은 고기 등을 섭취하며 과일과 채소류 같은 식물성 식품을 충분히 섭취하는 식습관을 갖도록 한다.

셋째, 규칙적인 운동 시간과 양을 정하고 실천하기. 심장을 건강하게 유지하기 위해서는 일주일에 3~4일 적어도 30분 이상은 숨이 차도록 운동하는 것이 좋다. 지나치게 급격한 운동보다는 조깅이나 줄넘기, 수영, 에어로빅 등 자신의 몸 상태에 맞는 운동을 선택하여 꾸준히 하는 것이 중요하다.

넷째, 비만일 경우 체중을 줄이고, 고혈압과 당뇨병 치료하기.

혈압이 높으면 혈관벽이 손상되면서 두꺼워지고 딱딱해지는 동맥경화증이 발생할 수 있고, 당뇨병은 혈관 노화로 혈전이 많이 생겨 합병증을 불러일으킬 수 있다. 허리와 복부에 있는 내장지방의 지방세포에 콜레스테롤이 쌓이는 내장 비만은 심장혈관에 큰 문제를 일으킬 수 있다.

　다섯째, 장기간에 걸친 과도한 스트레스 해소하기. 스트레스를 받으면 혈관이 급격히 수축되고 혈압이 올라가면서 혈류 장애가 일어나 심장에 무리를 주어 위험하다.

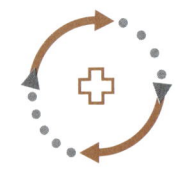

예고 없이
찾아오는

심근경색증

심장질환의 가장 큰 원인은 스트레스다. 이는 혈관을 수축시켜 심장과 혈관에 무리를 주게 되고, 이로 인해 혈액순환 장애가 일어날 확률이 높아진다. 심장의 근육에 혈액을 공급하는 관상동맥이 혈전에 의해 완전히 막혀 영양분과 산소가 공급되지 않으면 심장 근육이 죽게 되는데 이것이 바로 심근경색증이다. 특히 고지혈증, 당뇨병, 고혈압, 흡연, 비만, 운동 부족 등의 위험요인으로 혈관이 좁아져 동맥경화증이 진행되면 협심증이 나타나고 악화되면 심근경색으로 옮아가게 된다. 심근경색증으로 한 번 손상된 심장 근육은 재생되지 않기 때문에 심부전 등 여러 합병증이 발생하게 된다.

　심근경색은 심장의 전체나 일부가 손상되어 경우에 따라서는 급성으로 일어나 갑작스런 죽음에 이르게 할 만큼 무서운 병이다. 2014년 통계청에서 발표한 자료에서도 암에 이어 심장질환이 사망 원인 2위를 차지했다.

병원 가기 전에 알아두면 좋은
심근경색 검사의 종류

40세 이상 남성 가운데 가슴의 통증 또는 가슴을 짓누르거나 쥐어짜는 듯한 압박감이 30분 이상 지속된다면 심근경색을 의심해봐야 한다. 협심증의 경우 휴식을 취하면 통증이 완화되지만 심근경색은 증상의 정도가 더 심하고 오래 지속된다는 차이가 있다. 이때 가슴에서 턱이나 목, 왼쪽 팔 등으로 방사통이 나타날 수도 있고, 발한, 구역, 구토, 호흡 곤란, 어지럼증, 불안 등의 증상을 동반하기도 한다. 따라서 가슴을 쥐어짜는 듯한 통증이 지속되는 경우 즉시 병원에 가서 적절한 치료를 받는 것이 중요하다. 급성 심근경색증은 빨리 막힌 혈관을 뚫어야 하기 때문에 병원에 도착하는 시간에 따라 예후가 달라진다.

심근경색증은 기본적인 검진과 더불어 심전도 검사(흉부와 사지에 부착된 전극을 통해 심장의 전기적 활동을 기록)와 혈액 검사를 통해 심근효소 수치를 확인해 진단한다. 이와 함께 심장초음파 검사나 부하 검사 등을 보조적으로 시행하는데 이를 통해 박동 중 심장의 형태를 정확하게 보고 심박출량이나 역류 등 다양한 추가정보를 알 수 있다. 확진을 위해서는 심장 관상동맥이 막히거나 협착이 있는 위치와 정도를 파악할 수 있는 심혈관조영술을 시행하기도 한다. 일부 당뇨병 환자나 수술 직후, 고령인 경우 심근경색 환자의 20~30%에서 흉통이 없기 때문에 급사의 위험이 있는데 그럴 경우 심근관류 검사나 운동유발 검사를 통해 진단할 수 있다.

지기 싫어하는 성격도
심근경색 위험요소

심근경색을 예방하려면 반드시 금연해야 한다. 담배를 피우는 사람들은 심근경색증, 뇌졸중에 걸릴 위험이 비흡연자에 비해 2배 정도 높다. 금연한 지 1년 정도 지나면 심뇌혈관질환의 위험성이 절반으로 줄어든다. 또한 담배를 피우는 당뇨병 환자는 비흡연자보다 합병증이 더 일찍 발생한다. 또한 과도한 음주는 부정맥과 심근증을 유발하는 원인이며 뇌졸중의 위험을 증가시키니 술도 하루 한두 잔 이하로 줄이는 것이 좋다.

앞에서도 계속 이야기했지만 음식은 싱겁게 골고루 먹고 채소와 생선을 충분히 섭취해야 한다. 채소에 있는 비타민, 무기질, 섬유소, 각종 항산화 물질이 심뇌혈관질환의 예방에 도움이 된다. 또한 채소류 및 해조류 등 섬유소가 많은 음식을 섭취하자. 또 오메가3가 풍부한 등푸른생선은 일주일에 2회 이상 먹으면 좋다.

그리고 무엇보다 스트레스를 줄여야 한다. 경쟁적이고 성취욕이 강하며 남에게 지기 싫어하는 성격을 가진 사람들은 그렇지 않은 사람보다 심혈관질환에 걸릴 가능성이 높다. 스트레스는 혈압을 상승시키고, 부정맥을 유발하기 때문에 동맥경화를 촉진해 심뇌혈관질환의 위험 요인이 된다. 반대로 우울증 역시 신체 활동을 감소시키고, 비만으로 연결되어 고혈압의 발생을 증가시킬 수 있다. 따라서 긍정적인 마음가짐으로 생활하는 것이 심뇌혈관질환 예방에 중요하다.

심뇌혈관질환의 공통적 특징 중 하나가 합병증이 생기기 전까지 뚜렷한 증상이 없다는 것이다. 따라서 빨리 알고 치료하기 위해서는 정기적으로 혈압이나 혈당, 콜레스테롤을 측정해보는 것이 좋다. 특히 고혈압, 당뇨병 발생이 증가하는 40대 이후에는 정기적인 검사를 통해 자신의 혈압, 혈당, 콜레스테롤 수치를 반드시 알고 있어야 한다. 조기에 발견하여 치료하면 심근경색증 및 뇌졸중 등 중증 심뇌혈관질환의 발생을 줄일 수 있다. 따라서 검사 결과 이상이 의심된다면 방치하지 말고 의사의 진료를 받는 것이 중요하다. 가족력 등 다른 위험요인을 가진 사람의 경우 자신의 혈압, 혈당, 콜레스테롤 수치에 대한 보다 적극적인 관심이 필요하다.

고혈압, 당뇨병, 고지혈증은 꾸준한 치료가 중요하다. 생활습관을 개선하는 것은 물론이고, 필요에 따라 약물치료도 병행해야 한다. 약물치료는 반드시 의사 처방에 의해 이루어져야 하며, 약물 변경이나 중단 등을 임의로 결정해서는 안 된다.

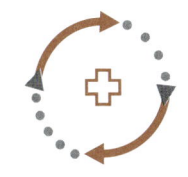

생명을
위협하는

뇌졸중

뇌졸중은 촌각을 다투는 응급 질환이다. 날씨가 추워지거나 낮과 밤의 일교차가 심한 겨울에 발생하기 쉬운 뇌혈관질환, 뇌졸중. 뇌졸중은 뇌혈관이 막혀서 뇌의 일부가 손상되어 생기는 뇌경색(허혈성 뇌졸중)과 뇌혈관의 파열로 뇌 속에 혈액이 고이면서 뇌가 손상되어 발생하는 뇌출혈(출혈성 뇌졸중)로 나뉜다. 허혈성 뇌졸중이 전체 뇌졸중의 약 85% 정도로 출혈성 뇌졸중보다 더 많은 것으로 알려져 있다. 예전에는 주로 50대 이상 중장년층에 나타나는 노인 질환으로 인식되었지만 요즘에는 30~40대 뇌졸중 발병이 증가 추세에 있다.

뇌졸중 전조증상이 나타난다면?

뇌졸중은 일반적으로 고혈압과 당뇨병, 고지혈증, 흡연 등의 위험 인자가 원인인 동맥경화와 협심증, 심근경색증, 심장판막증 또는 심방세동 등의 심장병, 뇌혈관의 한 부분이 꽈리처럼 부풀어 올라 생긴 동맥류가 터지는 뇌동맥류, 뇌혈관 기형, 각종 유전적 원인으로 발생한다. 뇌출혈의 경우는 다른 위험 인자에 비해 혈압과 관련성이 높은데, 수축기 혈압이 140mmHg 이상, 이완기 혈압이

90mmHg인 사람은 그 이하인 사람에 비해 4배 정도 발생률이 높다. 혈압이 높으면 작은 혈관의 벽이 약해지다가 파열되기 쉬우므로 뇌출혈의 원인이 되는 것이다. 뿐만 아니라 고혈압이 있으면 동맥경화증이 생기고 혈관의 벽이 두꺼워지거나 딱딱해지게 되어 혈관이 좁아지고 결국 막혀서 뇌경색이 일어나기도 쉽다. 그만큼 혈압을 관리하는 것이 중요하다는 걸 알 수 있다.

갑작스럽게 뇌졸중이 발생하면 어떻게 해야 할까? 이때 가장 중요한 것은 시간이다. 골든타임인 3시간 안에 병원에 도착해 막힌 혈관을 뚫거나 터진 혈관을 막는 응급조치가 이뤄져야 한다. 뇌혈관이 막혀 뇌세포에 혈액 공급이 중단된 뒤 3시간이 지나면 뇌세포 손상이 시작되며, 돌이킬 수 없는 상태가 되기 때문이다. 다음과 같은 전조 증상이 있으면 최대한 빨리 전문의가 있는 병원으로 가야 한다.

- 갑자기 한쪽 팔다리에 힘이 없거나 저리고 감각이 둔하다.
- 갑자기 말을 못하거나 말할 때 발음이 어둔하고 남의 말이 무슨 뜻인지 못 알아듣는다.
- 멀미하는 것처럼 심하게 어지럽고 술 취한 사람처럼 비틀거리며 걷는다.
- 갑자기 한쪽 눈이 잘 안 보이거나 물체가 두 개로 겹쳐 보인다.
- 갑자기 심한 두통이 있으면서 속이 울렁거리거나 토한다.

이와 같은 증상이 수분에서 수십 분 있다가 사라진 경우를 일과성 뇌허혈이라고 하는데 이는 조만간 뇌졸중이 발병할 수 있는 심각한 위험 신호로, 증상이 사라졌다 해도 즉시 전문의의 진료를 받아야 한다. 또한 손이 떨리거나 눈꺼풀이 파르르 떨리고 뒷목이 뻐근하거나 양손 혹은 양발이 저리는 등 뇌졸중으로 착각하기 쉬운 증상들 역시 다른 질병에 의한 증상일 가능성이 있으므로 전문의의 진료를 받아보는 것이 좋다.

뇌는 한 번 손상되면 완전 회복이 어렵고 낫더라도 반신마비나 언어장애 같은 치명적인 후유증을 남기기 때문에 무엇보다 발병 후 조기 치료가 중요하다.

뇌졸중
사전 예방법

뇌졸중 예방 역시 생활습관과 음식 조절이 가장 중요하다. 특히 담배는 무조건 끊어야 한다. 담배연기 속의 해로운 물질은 혈관을 좁게 만들고 뇌혈관 손상을 가속화시켜 뇌졸중 위험을 1.5~3배까지 높인다. 또한 튀기거나 볶는 등 너무 기름지거나 짠 음식을 피하고 콜레스테롤이 적은 음식을 싱겁게 먹고 과일과 채소를 많이 먹는 습관을 가져야 한다.

만성 알코올중독이나 과음을 할 때는 심부정맥과 심근수축 이상, 고혈압 및 뇌혈관수축 등을 일으켜서 쉽게 뇌졸중이 발생하기 때문에 술은 하루 2잔 이하로 마시고 긍정적인 생각으로 즐겁게 생활하도록 한다. 또한 운동을 매일 30분 이상 꾸준히 하면 혈압과 혈당을 낮추고 체중을 줄여 심뇌혈관질환 사망 위험을 낮춘다. 이런 적당한 운동은 스트레스를 해소하고 불면증에도 효과가 있다.

고령인 경우는 빠른 속도의 걷기를 일주일에 2~3회씩 10~30분 정도 할 것을 추천한다. 특히 흡연자이거나 고혈압, 당뇨병, 고지혈증 등이 있는 사람은 의사의 도움을 받아 운동량과 방법을 정하는 것이 좋다. 아울러 고혈압, 당뇨, 고지혈증, 심장병이나 가족력이 있는 60세 이상의 경우 정기적인 검사를 받아야 한다.

최근에는 계절의 변화와 관계없이 발병하기도 하지만 겨울철에 추운 곳에 오랜 시간 머물러 있거나 갑자기 추운 곳으로 나오는 것을 피해야 한다. 특히 고혈압을 갖고 있거나 비만인 고령자는 화장실, 목욕탕 등 급격한 기온 변화나 혈압 변화를 가져올 수 있는 곳에서 각별히 주의해야 한다. 추우면 혈관이 수축하여 혈압을 높여 혈관이 터지기 쉽기 때문이다.

뇌졸중의 가장 좋은 치료는 철저한 예방임을 명심하여 건강한 습관을 위해 꾸준히 노력하자.

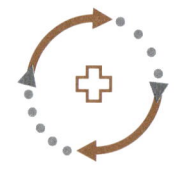

폐암보다 고통스러운

만성폐쇄성 폐질환

일교차가 큰 환절기나 요즘처럼 공기 중 미세먼지 농도가 높아지고 습도가 낮아질수록 발생하기 쉬운 질환이 바로 호흡기질환이다. 평소 귀찮을 정도로 잦은 기침이 난다면 천식이나 폐렴, 만성폐쇄성 폐질환, 결핵 등과 같은 폐질환의 초기 증상일 수 있다. 따라서 기침의 원인을 정확히 파악하고 치료받아야 한다. 단순한 감기 증상으로 치부하지 말고 초기에 치료 받는 것이 현명하다.

숨을 못 쉬는 고통을 겪는 만성폐쇄성 폐질환은 담배연기나 매연, 미세먼지, 세균과 바이러스 등의 위험인자에 오랫동안 노출되어 기도와 폐에 만성적인 염증이 생겨 기도가 좁아지는 병을 말한다. 폐에 문제가 생기면 만성 기관지염과 폐기종, 기관지 천식 등의 질환이 나타나는데 폐기종과 만성 기관지염을 만성폐쇄성 폐질환이라 부른다.

쉽게 생각한 잦은 기침,
호흡기질환의 징후 아닐까?

꾸준히 흡연을 해온 40대 이후의 중년 남성에게 서서히 나타나는 질환이 바로 이 만성폐쇄성 폐질환이다. 질병관리본부가 발표한 '우리나라 40세 이상 성인의 만성폐쇄성 폐질환 유병률' 보고서에 따르면 여성(6.8%)보다 남성(20.6%)이 3배가량 높고, 비흡연자(6.2%)에 비해 흡연자(24.1%)가 4배 이상 높은 것으로 조사됐다.

처음에는 가벼운 호흡 곤란과 기침이 간혹 나타나지만 병이 진행되면 호흡 곤란이 심해지고 말기에는 심장 기능도 떨어지게 된다. 대한결핵및호흡기학회 통계에 따르면 현재 우리나라 45세 이상 성인 5명 중 1명, 65~75세 노인 3명 중 1명이 이 질환을 앓고 있다. 폐와 관련한 질환은 크게 폐렴, 결핵, 만성폐쇄성 폐질환, 폐암 등 4가지로 구분되는데 만성폐쇄성 폐질환은 사망 원인 4위의 심각한 병이다.

만성폐쇄성 폐질환은 폐기능이 정상치의 약 50%가량 손상되어도 별다른 증상이 나타나지 않아 모르고 지나치는 경우도 있고, 감기나 기관지염, 비염, 천식 등의 질환으로 생각해 치료시기를 놓치기도 한다. 걷거나 움직일 때 쉽게 숨이 찬다면 만성폐쇄성 폐질환을 의심해보자. 증상이 나타난 뒤에는 치료 효과도 낮기 때문에 조기 검진이 매우 중요하고, 만성적인 염증으로 폐가 한 번 손상되면 치료도 어렵다.

국민건강영양조사에 따르면 만성폐쇄성 질환 유병자로 분류된 사람들 중 병원에서 의사로부터 이 병의 진단을 받은 사람은 100명 중 3명꼴. 나머지 97명은 만성폐쇄성 질환을 앓고 있는데도 그 사실조차 알지 못했다. 따라서 40세 이상 모든 흡연자는 1년에 1회 이상 폐기능 검사를 받을 필요가 있다. 특히 기침이나 가래가 3

개월 이상 지속되거나 이전보다 숨이 차다면, 의사에게 진료를 받고 폐기능 검사를 받아보는 것이 좋다.

하지만 모든 흡연자가 만성폐쇄성 폐질환으로 발전하는 것은 아니고, 개개인의 유전적인 요인에 따라 다르다. 만성폐쇄성 질환은 일단 발병되면 완치가 어렵지만 꾸준히 관리하고, 치료하면 합병증을 줄이고 더 이상 악화되지 않도록 할 수는 있다.

그렇다면 일상생활 속에서 만성폐쇄성 폐질환을 의심해볼 만한 증상에는 어떤 것들이 있을까? 항상 숨이 차고 만성적인 기침과 가래가 나온다면 만성폐쇄성 폐질환일 수 있다. 만성 기침은 처음에는 간헐적이지만 점점 지속되고 기침을 많이 한 뒤 소량의 끈끈한 가래가 나온다. 폐기능이 악화되면서 호흡 곤란은 더욱 심해지고, 쌕쌕거리는 천명음과 때로는 발열 증상도 동반될 수 있다. 이로 인해 기관지 천식과 혼동하기 쉽고 고령 환자에게서는 감별이 잘 안 되는 경우도 있다.

만성폐쇄성 폐질환의 진단은 정기적인 폐기능 검사를 통해 가능하다. 특히 흡연자일수록 정기검진 시, 폐기능의 변화를 면밀히 관찰해야 질환을 초기에 발견할 수 있다. 기침 또는 가래가 나오거나 호흡 곤란 또는 다른 질환의 위험인자에 과거 노출된 적이 있는 환자는 모두 만성폐쇄성 폐질환 여부를 검사해야 한다. 폐기능 검사는 약 5~20분 정도 소요되며 폐활량 측정을 기본으로 폐의 용적과 확산 능력 등을 측정한다.

만성폐쇄성 폐질환
효과적으로 예방하기

금연은 만성폐쇄성 폐질환의 예방과 진행을 감소시키는 가장 효과적인 방법이다. 계속 담배를 피우면 폐기능이 빨리 악화되며 갑작스러운 호흡 곤란, 만성폐쇄성 폐질환으로 인한 사망과 합병증이 증가한다. 금연으로 최소한 폐기능이 악화되는 것을 예방할 수 있는 것이다.

만성폐쇄성 폐질환으로 병원에 가면 가장 대표적인 치료로 기관지 확장제를 투여한다. 단계에 따라 적절히 약물치료를 받으면 병의 진행을 늦추는 동시에 숨이 차는 증상을 완화시킬 수 있다. 또 혈액에 산소가 부족한 경우에는 산소 치료를 하면 증상이 호전되고, 폐에 대형 공기주머니가 생겼을 때는 수술로 제거하기도 한다. 중증 환자의 경우 바이러스 감염이 질환을 악화시킬 수 있기 때문에 독감백신과 폐렴 예방주사 접종 등에 신경을 써야 한다. 보통의 경우에도 외출에서 돌아오면 손을 깨끗이 씻고, 목이나 입을 헹구는 등 바이러스에 감염되지 않도록 개인위생을 철저히 할 필요가 있다.

만성폐쇄성 폐질환 환자는 또한 호흡 재활치료를 받을 수 있다. 그러면 운동능력의 향상과 호흡 곤란 증상이 나아지게 된다.

처음에는 힘들더라도 조금씩 운동량을 늘려가면 근력 강화, 증상 개선, 폐기능 호전 등의 효과를 얻을 수 있다. 호흡 재활치료는 최소 2개월 이상 시행해야 효과적이다.

또 적당한 운동과 체중 관리가 매우 중요하다. 걷기나 자전거 타기와 같은 유산소 운동을 주 3회 이상 한 번에 30분 이상 하자. 운동은 천천히 하고 숨이 차면 멈추고 휴식을 취하면서 자신의 몸 상태에 맞는 운동을 하는 것이 좋다. 이와 더불어 알맞은 영양을 섭취해 적당한 체중을 유지하도록 해야 한다. 식사는 여러 번 나누어 먹는 것이 좋고 폐기능 강화에 도움을 주는 브로콜리와 리코펜이 들어 있는 토마토나 수박 등을 섭취하는 것도 도움이 된다.

아울러 스스로 몸의 컨디션을 조절하여 쉽게 피로하지 않도록 해야 하며 무리하게 일을 해서는 안 된다. 흥분하면 숨이 차고 호흡이 빨라지면서 심한 경우 공황상태에 이르게 될 수도 있으므로 스트레스를 잘 조절해야 한다.

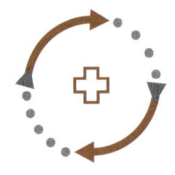

술이 독,

알코올성 간질환

전쟁 같은 하루, 지치고 숨 막히는 일상에서 우리는 한 잔의 술로 위안을 받기도 한다. 그렇게 한두 잔씩 마시다 보면 자신도 모르게 술 마시는 습관이 생기고 과도한 음주로 간을 혹사시키게 된다. 특히 직장인들의 잦은 술자리는 쉽게 습관성 음주로 이어진다.

술을 자주 많이 마시게 되면 알코올성 간질환이 생기는데 이는 특별한 증상이 없는 알코올성 지방간과 알코올성 간염, 알코올성 간경변증으로 나뉜다. 특히 과음으로 인한 알코올성 지방간의 경우 10~35%는 알코올성 간염으로 악화되고 비만, 당뇨, 고지혈증, 약물 등으로 인한 비알코올성 지방간의 약 10%는 지방간염으로 발전한다. 식품의약품안전처에 따르면 탄수화물 섭취량이 많은 상위군이 섭취량이 낮은 하위군보다 비알코올성 지방간에 걸릴 가능성이 남성은 약 1.7배, 여성은 약 3.8배 높았다. 따라서 당분의 과도한 섭취나 탄수화물 위주의 식습관을 갖고 있어도 비알코올성 지방간에 걸릴 가능성이 높은 만큼 주의가 필요하다.

침묵의 장기라 불리는 간은 기능이 절반 이상 나빠져야 증상이 나타나기 때문에 더욱 치명적이다. 지방간은 대부분의 경우 아무런 이상이 없어 보인다. 그러나 피로감과 소화불량, 오른쪽 윗배의 불편감이나 통증이 느껴질 경우 지방간을 의심해봐야 한다. 증상의 정도는 지방의 축적 정도와 기간, 다른 질환의 동반 유무에 따라 다르게 나타날 수 있다.

금주가 어렵다면
일주일에 2회, 3잔씩만

지난 2011년 건강보험심사평가원의 자료에 따르면, 알코올성 간질환으로 전체 진료 환자수의 성별, 연령별 분포를 분석한 결과 50대 중년 남성이 전체의 28.2%로 가장 큰 비중을 차지했다. 과음의 기준은 개인별로 차이가 있지만 하루 평균 40g 이상의 술을 마시면 간질환 위험이 높아진다. 건강한 성인 남성의 경우 간에 무리를 주지 않는 1회 음주량은 알코올 20g 이내다. 소주는 2~3잔, 맥주는 3잔, 와인은 2잔 정도에 해당하는 양이다. 남성뿐만 아니라 여성도 지방간의 위험에서 벗어날 수 없다. 여성 간질환자 가운데 34.2%가 알코올성 지방간 환자로 나타났다. 여성은 남성보다 알코올 분해 요소가 적어 알코올성 간질환 위험이 높은 만큼 과음은 절대 피해야 한다.

간을 손상시키는 정도는 알코올의 도수보다 술을 마시는 횟수와 양에 비례한다. 2014 국민건강영양조사에 따르면 우리나라 남성의 월간 폭음률은 53%로 조사됐다. 월간 폭음률은 월 1회 이상 한 번의 술자리에서 소주 7잔(맥주 5캔) 이상, 여성은 소주 5잔(맥주 3캔) 이상 마시는 것을 말한다.

알코올성 간질환은 매일 소주 반 병에서 1병 반 정도를 마실 경우 발병 위험이 높아지고 뚜렷한 증상이 없다가 말기에는 갑자기 간부전이나 간비대증, 내출혈 등을 일으킨다. 폭탄주 등 우리나라의 음주 문화는 최근 10년간 알코올성 간질환 사망자가 7.25배 급증하는 데 주원인이 되었을 것으로 추정하고 있다.

과음, 과식은
간질환에 치명적

과음이 원인이 되는 알코올성 간질환을 예방하기 위해서는 금주가 가장 중요하다. 별다른 증상이 나타나지 않는다고 과음을 자주 하게 되면 치료가 어려울 정도로 간 손상을 악화시킬 수 있다. 과음했더라도 간이 회복할 수 있도록 2~3일은 마시지 않는 게 좋다. 알코올성 지방간인 경우 술을 마시지 않으면 4~6주 후에 간 기능이 정상으로 회복된다.

간 회복을 위해서는 식습관을 개선해야 한다. 기름진 음식이나 가공식품보다는 단백질을 충분히 섭취하고 정제된 쌀이나 밀가루보다는 잡곡과 섬유소가 풍부한 채소 등으로 균형 잡힌 식사를 하되 과식과 폭식을 하지 않도록 노력하자. 영양섭취가 부족한 상태에서는 음주에 의한 간 손상 위험이 증가하고 술로 인해 손상된

간이 회복되기 위해서도 충분한 영양분의 섭취가 필수다.

아울러 규칙적인 운동은 혈압을 내리고 혈중 콜레스테롤을 감소시키며 혈당도 저하시키기에 일주일 3회 이상 한 번에 30분 이상 가볍게 땀이 날 정도로 하면 좋다. 비만일 경우 몸무게를 줄이는 것도 간에 쌓인 지방을 상당량 줄이는 좋은 치료법이다.

내가 혹시 알코올중독? : 알코올의존증 자가진단 체크리스트

알코올성 간질환은 잘못된 음주 습관에서 비롯되는 만큼 한국형으로 고안된 다음의 알코올중독 선별검사로 확인해보자. 12가지 질문 가운데 4가지 이상에 해당되면 알코올의존증으로 진단될 가능성이 높다.

- ☐ 혼자 술 마시는 것을 좋아한다.
- ☐ 자기연민에 잘 빠지며 술로 이를 해소하려 한다.
- ☐ 술 마신 다음 날 해장술을 마신다.
- ☐ 취기가 오르면 술을 계속 마시고 싶은 생각이 지배적이다.
- ☐ 술을 마시고 싶은 충동이 일어나면 거의 참을 수 없다.
- ☐ 6개월 내 2회 이상 취중의 일을 기억하지 못하는 경우가 있다.

☐ 대인관계나 사회생활에 술이 해로웠다고 느낀다.

☐ 술로 인해 직업기능에 상당한 손상이 있다.

☐ 술 때문에 배우자나 보호자가 나를 떠났거나 떠난다고 위협한다.

☐ 술이 깨면 진땀, 손 떨림, 불안이나 좌절 혹은 불면을 경험한다.

☐ 술이 깨면서 공포(섬망)나 몸이 심하게 떨리는 것을 경험하거나, 혹은 헛것을 보거나 헛소리를 들은 적이 있다.

☐ 술로 인해 생긴 문제로 치료받은 적이 있다.

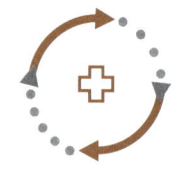

쿡쿡 쑤시는

퇴행성 관절염

날씨가 추워지면 관절의 통증을 호소하는 사람들이 늘어난다. 퇴행성 관절염은 뼈와 뼈 사이 관절을 보호하는 연골이 손상되고 주위 조직이 퇴행하면서 염증과 통증이 생기는 질환으로 골관절염이라고도 한다. 주로 체중을 지탱하는 무릎이나 엉덩이 관절에 발생하는데 심한 통증과 함께 붓거나 물이 차 잘 움직이지 못하기도 하고 심하면 변형이 생긴다. 관절에 부담을 주는 비만이나 과도한 운동으로 관절에 충격이나 손상이 있을 때 더 심화되기 쉽다.

퇴행성 관절염은 나이가 들수록 발병률이 높아진다. 건강보험심사평가원 발표에 따르면 퇴행성 관절염 환자는 해마다 약 4%씩 꾸준히 증가해 2013년 기준 116만 명에 육박하고 있다. 2010~2013년 국민건강영양조사 자료 분석에 따르면 50세 이상의 골관절염 환자 비율이 전체의 12.5%로 나타났다. 특히 여성의 골관절염 환자 비율이 18.9%로 남성 5.1%보다 3.7배 높았다.

퇴행성 관절염은
건강한 생활을 방해한다

퇴행성 관절염은 단순히 나이가 들면 나타나는 질환이라기보다 유전적 요소나 비만, 호르몬 등 다양한 원인에 의해 발생하는 질병이다. 여러 원인 중에서도 특히 빼놓을 수 없는 요인이 비만이다. 몸무게가 많이 나가면 그만큼 관절에 부하를 많이 주기 때문에 퇴행성 관절염이 생길 위험이 커진다. 나이가 들어 관절이 늙는 것은 완전히 차단할 수 없지만 규칙적인 운동과 생활요법으로 적정한 체중을 유지하면 관절이 늙는 것을 최대한 늦출 수 있다.

퇴행성 관절염의 가장 대표적인 증상은 무릎의 통증과 관절의 운동장애, 보행의 어려움 등을 들 수 있다. 관절염이 무릎에 발생할 경우 관절이 변형되면서 걸음걸이가 이상해지고, 엉덩이 관절에 발생하면 자세가 어색해진다. 손가락 골관절염은 손가락 끝마디 관절에 생기며 중년 여성에게 잘 발생한다. 일교차가 커지는 가을이나 겨울에는 근육과 혈관이 수축하면서 관절 부위의 통증이 더욱 심해지기에 주의해야 한다.

통증은 초기에는 해당 관절을 움직일 때 심해지다가 증상이 심해지면 지속적으로 나타난다. 관절 운동 범위가 감소되고 붓거나 관절 주위를 눌렀을 때 통증이 발생한다. 이와 같은 증상들은 일반적으로 서서히 진행되며 간혹 증상이 좋아졌다가 나빠지기도 한다.

이처럼 퇴행성 관절염은 통증과 기능성 장애로 일상생활에 어려움을 초래해 삶의 질을 떨어뜨린다. 뿐만 아니라 세계보건기구에서는 퇴행성 관절염이 단순히 일상생활을 하는 데 불편함을 주는 것에 그치지 않고 우울감, 무력감 및 소외감 등의 육체적·정신적 문제를 야기하는 질환으로 정의하고 있다.

체중이 줄면
관절 부담도 반으로

평소 적정 체중을 유지하는 것이 중요하다. 몸무게가 많이 나가거나 비만이면 아무래도 관절에 부담을 줄 수 있기 때문이다. 체질량지수 30 이상의 고도비만이면, 과체중과 정상 체중보다 관절염의 발생 위험이 여성은 4배, 남성은 4.8배 이상 증가한다. 비만인 사람이 체중을 약 5kg 감량할 경우, 감량하지 않은 경우보다 관절염 위험이 절반으로 줄어든다.

또한 무리한 동작의 반복이나 오랫동안 같은 자세를 취하고 무거운 물건을 들게 되면 관절의 퇴행성 변화를 불러일으킬 수 있으므로 주의해야 한다. 야외에서 스포츠 활동을 즐길 때는 관절염의 중요한 위험요인인 관절이 손상을 입지 않도록 운동 전 충분히 준비 운동을 하고, 알맞은 보호 장비를 착용하도록 하자.

무리한 운동은 관절에 좋지 않지만 관절에 부담이 적은 수영이나 걷기, 실내 자전거 타기, 스트레칭 등의 운동을 가능한 한 매일 30분 이상 일주일에 3회 정도 하는 것이 좋다. 적당한 운동은 뼈와 관절을 건강하게 해주며, 체중 유지에 도움을 주어 관절염 위험을 감소시킨다. 따로 시간을 내기 어렵다면 자투리 시간을 이용해 틈틈이 30분 이상 운동해보면 어떨까? 단, 관절의 염증이 심한 상태에서는 무리한 운동을 피하는 것이 좋다.

    체중 조절은 관절의 부담을 줄이고 통증을 감소시키며 병의 진행을 늦출 수 있다. 그러나 무턱대고 살을 빼게 되면 영양 결핍을 초래해 뼈와 관절에 부정적인 영향을 미치므로 적절한 영양 공급을 위한 균형 잡힌 식사를 해야 한다. 관절에 해가 되는 맵고 짜거나 단 음식은 피하고 반드시 금연하도록 한다. 술 역시 염증을 악화시키므로 피하는 것이 좋고 커피는 하루 2잔 이내로 조절해 카페인을 과다 섭취하지 않도록 한다. 연골 손상의 예방과 치료를 위해서는 칼슘이 많은 우유 및 유제품, 멸치, 뱅어포, 뼈째 먹는 생선, 해조류, 채소 및 두부, 콩이나 등푸른생선, 달걀노른자 등의 비타민 D를 충분히 섭취하는 것이 좋다. 또한 오트밀이나 율무, 현미, 보리 등 섬유질이 풍부한 통곡물, 항산화 영양소가 많이 함유된 녹황색 채소와 블루베리, 체리나 딸기, 호박, 고구마, 당근, 토마토, 고추, 오렌지, 브로콜리, 멜론 등의 과일을 섭취한다. 단, 건강보조식품 및 불필요한 대체요법의 사용은 주의한다.

    무엇보다 관절염 증상이 나타나면 조기에 정확한 진단과 알맞은 치료를 받는 것이 중요하다. 아울러 꾸준한 치료와 생활습관 관리로 관절 장애와 합병증을 예방해야 한다. 따라서 관절의 염증 정도를 의사와 충분히 상의하여 치료받는 것이 중요하다.

관절염 자가진단 체크리스트

다음과 같은 증상이 나타나면 관절염을 의심해보고 전문의의 상담을 받도록 한다.

- [ ] 조금만 걸어도 무릎이 시큰거리고 아프다.
- [ ] 쪼그리고 앉기가 점점 어려워진다.
- [ ] 앉았다 일어날 때 손을 짚지 않으면 못 일어난다.
- [ ] 무릎 뒤쪽이 당기고 다리가 무겁다.
- [ ] 많이 걷고 나면 무릎에 물이 차고 붓는다.
- [ ] 밤이 되면 쑤시고, 춥거나 비가 오면 심해진다.
- [ ] 오래 앉았다 일어서면 다리가 한 번에 펴지질 않고 한참 후에 걸을 수 있다.
- [ ] 책상다리를 잘 할 수 없고 때로는 발목도 아프다.
- [ ] 의자에 앉았다 일어나거나, 걷다 보면 무릎에서 뚝뚝 소리가 난다.
- [ ] 걸을 때마다 뼈가 맞부딪치는 것 같은 느낌이 있다.
- [ ] 다리에 힘이 없어 자신도 모르게 주저앉고 싶다.
- [ ] 계단을 오르내리기가 괴롭다.

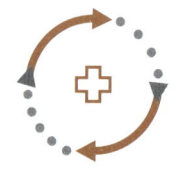

죽음에
이르게 하는

악성 종양

암은 여전히 우리나라에서 사망원인 1위를 차지하고 있다. 인구 10만 명당 암 사망률은 150.9명으로 2위인 심장질환 52.4명의 3배 수준이다. 사망률이 가장 높은 암은 폐암, 간암, 위암, 대장암, 췌장암 순이다. 특히 대장암으로 인한 사망자 수가 빠르게 증가하고 있는 것으로 나타났다.

하지만 암은 더 이상 불치병이 아니다. 현대 의학이 눈부시게 발달하면서 암에 걸려도 생존할 수 있는 확률이 대폭 높아졌다. 그럼에도 여전히 사람들은 암이라는 진단을 받으면 두려움과 불안감에 휩싸인다.

암은 분명 생명을 앗아갈 수도 있는 심각한 질병이다. 하지만 지나치게 두려워할 필요는 없다. 암 역시 상당부분 생활습관이 원인이 되어 발생하는 질병이기 때문에 암에 대해 정확히 알고 생활습관을 조금만 바꿔도 암 위험을 30%는 줄일 수 있다.

사실 모든 암이 다 잘못된 생활습관 때문에 발생한다고 단정지을 수는 없다. 그렇지만 암과 생활습관이 밀접한 관련이 있다는 연구결과는 아주 많다. 세계보건기구 산하 국제암연구소IARC에서 2003년 발행한 '세계 암 보고서World Cancer Reporter'에 따르면 암을 초래하는 원인 중 먹거리가 30%를 차지하고, 그다음으로 흡연이 15~30%, 감염이 10~25%를 차지한다고 한다. 흡연도 잘못된 생활습관에 포함되는 것이니 결국 45~60%의 원인이 생활습관에 있다고 봐도 무리가 없다.

90%가 담배 때문인
폐암

암 중에서도 폐암의 사망률은 전체 암 중 1위이며, 5년 생존율이 췌장암에 이어 두 번째로 낮다. 현대 의학이 발달했음에도 생존율이 23%에 불과하다. 발생률도 비교적 높은 편이다. 2013년 우리나라에서 발생한 암 중 폐암은 갑상선암, 위암, 대장암에 이어 네 번째로 많다.

그렇다면 폐암을 일으키는 원인에는 뭐가 있을까? 이미 잘 알려진 것처럼 주요 원인은 '흡연'이다. 폐암의 약 85%는 흡연자에게서 발생한다. 나머지 15%는 비흡연자에게서 발생하는데, 주로 간접흡연이 원인인 경우가 많다. 간접흡연으로 인한 폐암까지 합하면 폐암의 90%는 흡연으로 인해 발생한다고 해도 과언이 아니다.

보통 흡연은 폐암의 발생 위험을 13배가량 높이고, 장기간 흡연을 계속하면 발생 위험이 1.5배 더 증가한다고 한다. 흡연의 양과 폐암 발생률도 비례한다. 매일 한 갑의 담배를 40년간 피운 사람은 담배를 전혀 피우지 않은 사람에 비해 폐암에 걸릴 위험이 20배나 높다. 또한 장기간 많은 양의 담배를 피우면 당연히 사망률도 비례해 높아진다.

이처럼 폐암은 흡연이 주원인이므로 폐암을 예방하기 위해서는 꼭 담배를 끊어야 한다. 물론 담배를 끊는다 해도 처음부터 아예 담배를 피우지 않았던 사람들보다 폐암에 걸릴 위험이 낮아지지는 않는다. 하지만 담배를 많이 피워 폐암에 걸릴 위험이 아주 컸던 사람들도 금연을 하면 15년 후 폐암에 걸릴 위험이 비흡연자의 2배가량으로 대폭 낮아진다.

폐암은 상당 부분 진행되기 전까지는 증상이 나타나지 않는다. 폐암 생존율이 낮은 이유도 이와 무관하지 않다. 따라서 현재 흡연을 하고 있다면 지금 당장 담배를 끊어야 한다. 담배는 폐암뿐만 아니라 만병의 근원이다. 이를 잘 알고 있으면서도 담배의 유혹을 떨쳐버리지 못하는 사람들이 많다. 이처럼 생활습관병이 무서운 이유는 나쁜 줄 알면서도 오래된 그 습관을 버리기가 쉽지 않기 때문이다.

서구화된 식습관이 부른
대장암과 유방암

2000년 이전만 해도 우리나라에서 대장암과 유방암은 다소 낯선 암이었다. 그러나 불과 15~16여 년 만에 상황은 크게 달라졌다. 대장암과 유방암 환자의 수가 급속도로 증가한 것이다.

이 원인을 찾는 것은 그리 어렵지 않다. 대장암과 유방암은 대표적인 서구형 암이다. 채소와 곡류 중심이었던 우리의 전통 밥상이 육류와 지방 중심의 서구적인 밥상으로 바뀌면서 증가한 암인 것이다.

육류 중에서도 선홍색 고기는 더욱 치명적이다. 소고기나 돼지고기의 선홍색을 만드는 헤모글로빈 성분이 암을 유발할 수 있기 때문이다. 우리 혈액 속에도 물론 들어 있는 이 헤모글로빈 자체는 절대 나쁜 것이 아니다. 다만 헤모글로빈이 육류를 통해 우리 몸에 들어오면 산화 반응을 일으켜 암 세포를 만들 수 있다. 특히 헤모글로빈은 대장 세포를 비정상적으로 성장시켜 암으로 진행할 수 있는 용종을 만든다고 알려져 있다. 육류를 많이 섭취할수록 대장암이 발생할 위험이 커진다는 연구결과는 일일이 열거하기도 어려울 정도로 많다.

동물성 지방도 암을 유발할 수 있는 위험한 물질이다. 동물성 지방은 몸에 나쁜 콜레스테롤이 많은 지방으로 주로 육류에 많이 들어 있다. 육류 섭취가 늘어나면서 자연스럽게 동물성 지방 섭취량도 늘었고, 식단이 서구화되면서 동물성 지방인 마가린이나 버터 섭취량도 대폭 증가했다. 동물성 지방은 암 중에서도 유방암, 대장암, 자궁내막암, 위암, 간암을 일으키는 위험요인으로 지목되고 있다.

또한 동물성 지방은 비만의 주범이다. 비만 역시 각종 암을 유발할 수 있는 요인인데, 특히 유방암이나 자궁내막암과 같은 여성 암은 동물성 지방에 취약하다. 유방암과 자궁내막암은 여성 호르몬인 에스트로겐에 많이 노출될수록 발병 가능성도 커지는데, 동물성 지방이 에스트로겐의 분비를 촉진시키기 때문이다.

가공식품도 암을 증가시키는 데 일조했다. 전통적인 밥상이 사라지면서 그 자리를 상당부분 가공식품이 차지했다. 요즘엔 원재료의 풍미를 높이고, 보존기간을 늘리기 위해 가공 과정에서 각종 첨가물을 사용하는데, 이 식품첨가물이 암을 부를 수 있다. 이 밖에 편하게 먹을 수 있는 인스턴트식품 역시 암을 유발할 수 있는 위험요인이다.

맵고 짠 음식이 부른
위암

우리나라 사람들이 가장 많이 걸리는 암 중 하나가 '위암'이다. 위암은 갑상선암 다음으로 많은 암인데, 갑상선암이 비교적 전이가 잘 안 되고, 완치율이 높은 착한 암이라는 것을 감안하면 사실상 위암이 1위라고 해도 무리가 없다.

위암 역시 식습관과 밀접한 관련이 있다. 다만 대장암과 유방암이 육류와 동물성 지방 중심의 서구화된 식습관에 의해 증가한 암이라면 위암은 우리의 전통적인 식습관에 의한 것이라는 점이 다르다.

우리나라 사람들은 예전부터 맵고 짠 음식을 좋아해왔다. 매운맛과 짠맛 모두 위에 자극을 주지만 매운맛보다는 짠맛이 위에 더 위협적이다. 김치, 장아찌, 젓갈 등 우리나라 사람들이 좋아하는 짠 음식은 위 점막을 지속적으로 자극하고 손상시켜 위에 염증을 일으키거나 궤양을 만든다. 이처럼 위에 상처가 난 상태에서 계속 자극적인 짠 음식을 먹으면 위는 더욱 약해져 음식물을 통해 함께 들어온 발암물질이 자라기 쉬운 환경으로 변한다.

소금이 내는 짠맛이 위암과 직접적인 관련이 있다는 증거는 많다. 미국은 1900년대 초부터 위암 발생률이 급격하게 낮아졌다고 한다. 이는 냉장고 보급 시기와 맞물린다. 냉장고가 없던 시절에는 식품을 저장하기 위해 소금에 절여 먹을 수밖에 없었는데, 냉장고가 보급되면서 염장식품을 덜 먹어 소금섭취량이 줄었고, 그로 인해 위암 발생률이 낮아졌다고 보는 것이다.

또한 냉장고가 등장하면서 음식을 신선하게 보관할 수 있다는 것도 위암을 줄이는 데 일조했다. 음식을 상온에 하루 정도 놔두면 음식물의 질산염이란 성분이 발암물질인 아질산염으로 변한다. 질산염은 음식물에 첨가된 감미료, 방부제, 향료, 색소 등에 많이 포함되어 있으므로 음식을 냉장고에 넣어 신선한 상태로 보관해야 하는 것은 물론이다.

　우리나라도 냉장고가 보급되면서 예전보다는 소금 섭취량이 많이 줄었다. 그럼에도 여전히 우리나라 사람들의 하루 소금 섭취량은 세계보건기구가 권장하는 5g보다 2배 이상 많은 약 12g이다. 냉장고가 보편화된 지금에도 짠맛에 길들여진 입맛이 바뀌지 않은 탓이다.

　여기에 새로 유입된 서구화된 식습관도 위암을 가중시킨다. 육류 자체가 각종 암을 일으킬 수 있는 위험인자인데, 우리나라는 직접 불에 고기를 구워 먹는 것을 좋아한다. 불에 탄 음식은 발암물질을 많이 함유하고 있으므로 조심해야 한다. 식품첨가물이 많이 들어 있는 인스턴트 식품 역시 위에 자극을 주고, 각종 발암물질을 생성할 수 있으므로 가능한 한 피하는 것이 좋다.

암을 예방하는
10가지 습관

식습관뿐만 아니라 잘못된 생활습관도 암을 유발할 수 있다. 암의 종류별로 조심해야 할 식습관과 생활습관이 조금씩 다를 수 있지만 지켜야 할 기본 생활습관은 비슷하다. 한국건강관리협회에서는 암을 예방하기 위해 지켜야 할 '생활 속 암 예방 실천법 10가지'를 제시했다. 이것만 잘 지켜도 암에 걸릴 위험을 대폭 낮출 수 있다.

첫째, 담배를 피우지 않는 것은 물론이고, 주위의 담배 연기도 피할 것. 폐암의 가장 중요한 발병 요인은 흡연이며, 여기서 흡연은 간접흡연까지 포함한다. 반드시 금연해야 한다.

둘째, 자신의 체격에 맞는 건강 체중 유지하기. 비만은 암의 주원인 중 하나다. 미국 암연구소에 따르면 과도한 체지방은 암의 발생 위험을 높인다.

셋째, 채소와 과일을 많이 먹고 균형 잡힌 식사하기. 과일과 신선한 채소 등을 통한 섬유질 섭취는 대장암 위험을 줄여주고, 콜리플라워, 브로콜리, 양배추 등 십자화과 채소는 항암 효과가 뛰어나 폐암, 위암, 유방암 등을 예방하는 데 도움이 된다.

넷째, 필요한 시기에 B형 간염 예방접종 받기. 간암의 중요한 원인은 B형과 C형 간염바이러스의 감염인데 우리나라 간암 환자의 72.3%가 B형 간염바이러스다.

다섯째, 짠 음식, 탄 음식 먹지 말 것. 위암 발생 요인으로 알려진 맵고 짠 음식, 불에 탄 음식, 부패한 음식, 조미료가 많이 들어간 자극적인 음식을 피해야 한다.

여섯째, 성 매개 감염병에 걸리지 않게 안전한 성생활 하기. 성 매개 감염으로 알려진 인유두종바이러스 HPV 감염은 자궁경부암을 불러오는 원인이 된다.

일곱째, 술은 하루 한두 잔 이내로만 마실 것. 과음은 간암, 대장암, 유방암 발생에 중요한 위험요인이다. 하루 2잔 미만의 적은 음주에서도 유방암 발생 위험은 증가한다.

여덟째, 안전수칙 잘 지켜 발암물질 피하기. 암을 일으키는 원인이 되는 발암물질은 작업하는 환경이나 생활 속에서 노출되기 쉬운데 가능한 한 줄이도록 한다.

아홉째, 주 5회, 하루 30분 이상 땀이 날 정도로 걷거나 운동하기. 암을 예방하기 위해서 운동은 식습관만큼 중요하다. 운동은 암뿐 아니라 심장병, 당뇨병 등 만성 질환을 예방한다. 정신건강에도 도움이 되므로 반드시 실천한다.

열째, 암 조기 검진 지침에 따라 빠짐없이 검진받기. 암은 조기에 발견하면 완치율이 매우 높다. 연령별, 성별에 따라 필요한 암 검진을 정기적으로 받아야 한다. 특히 2차 암 발생을 예방하기 위한 생활 속 실천이 필요하다.

이 열 가지를 적어서 집 안 가장 눈에 잘 보이는 곳에 두고 늘 보며 지켜나가면 어떨까? 가족 모두의 건강을 지켜줄 좋은 생활 수칙이 될 것이다.

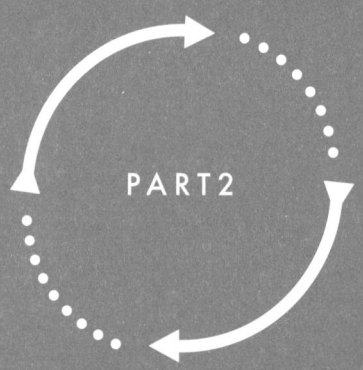

음식이 곧 약이고 병이다

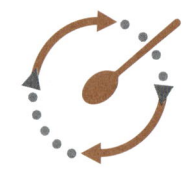

왜 식습관이

중요한가

건강한 생활을 위해서는 바람직한 식습관을 갖는 것이 무엇보다 중요하다. 성인들이 많이 걸리는 고혈압, 당뇨, 비만 등의 만성 질환은 대부분 잘못된 식습관 때문에 생긴다. 특히 40대부터는 젊을 때 마음껏 먹고 폭음했던 영향이 서서히 각종 만성 질환으로 나타나는 시기다. 2014년 질병관리본부 건강통계 조사 결과에 따르면 성인 2명 중 1명은 비만, 고혈압, 당뇨병, 고콜레스테롤혈증 중 한 가지 이상을 앓고 있는 것으로 나타났다. 특히 성인의 23.6%는 2개 이상의 만성 질환을, 7.9%는 3개 이상의 복합적인 만성 질환을 가지고 있었으며, 여성(46.7%)보다 남성(61.5%)이, 또 나이가 많을수록 발병률이 더 뚜렷하게 증가하였다.

오랜 기간 잘못된 생활습관과 식습관이 축적되어 생기는 성인병인 만큼 건강을 지키기 위해서는 올바른 식생활에 더욱 관심을 기울여야 한다.

하지만 실상 시간에 쫓기며 만성 피로와 스트레스에 시달리는 현대인들에게 제대로 된 식사가 가능할 리 만무하다. 그래서 대부분의 사람들이 불규칙한 식사나 칼로리가 높은 가공식품 등 바람직하지 못한 식습관으로 영양 불균형 상태에 있다. 국민건강영양조사 결과에 따르면 2014년 아침식사 결식률은 24.1%로 국민 4명 중 1명은 아침식사를 거르고, 32.4%는 하루 1회 이상 외식을 하는 것으로 나타났다. 이런 가운데 지방 섭취량은 지속적으로 증가하고 있으며 김치나 찌개, 국, 젓갈 등 짜게 먹는 식습관으로 나트륨 섭취는 과잉 상태가 되었다. 반면 정작 몸에 꼭 필요한 영양소인 칼슘 섭취는 부족하다.

보건복지부가 발표한 '2015 한국인 영양소 섭취기준' 자료에 따르면 50세 이상 남녀 모두 평균 탄수화물 섭취비율은 높고 65세 이상에서 지질 섭취비율은 낮은 편이었다. 장년층과 노년층은 탄수화물을 너무 많이 먹게 되면 대사증후군 등 여러 만성 질환의 위험이 높아지기 때문에 탄수화물 비율을 보다 낮춘 균형 잡힌 식사가 필요한 것으로 나타났다. 이를 위해서는 다양한 색깔의 신선한 채소와 과일, 지방이 적은 살코기와 생선, 달걀, 콩 등의 질 좋은 단백질을 충분히 섭취해줘야 한다. 건강한 식습관을 위해선 반드시 금연하고 충분한 수면과 체중 조절, 음주나 카페인 음료는 제한하며 물은 충분히 마셔야 한다.

우리나라 식생활평가지수는
59점

건강하고 아름답게 몸을 가꾸는 효율적인 방법은 어떤 음식을 어떻게 먹느냐에 달려 있다고 해도 지나치지 않다. 그만큼 식습관이 중요하다. 2014년 조사에 따르면 우리나라 성인(만 19~64세)의 건강한 식생활을 점수로 매겨보면 100점 만점에 59점이라는 충격적인 결과가 있다. 건강한 식생활을 할수록 점수가 높아지는 이 식생활평가지수는 국민의 식생활 영역을 과일, 채소, 우유 및 유제품, 나트륨, 고열량·저영양 식품, 지방 등의 적정 섭취를 평가하는 총 14개로 나누고 영역별 평가 점수(0~10점, 0~5점)를 합산해 나타낸 결과다. 과일과 채소를 충분히 섭취할수록, 붉은 고기보다 흰살 고기를 더 많이 먹을수록, 흰 쌀밥보다 현미밥을 많이 먹을수록 점수가 높아진다. 나트륨(소금 등)은 적게 섭취할수록, 주류, 탄산음료 등 고열량 저영양 식품 역시 적게 먹을수록 높은 점수를 받을 수 있다.

성인 식생활평가지수

(단위: 점)

식생활평가지수 구성	점수 범위	평균 점수
총 과일류 섭취	5	2.29
생과일 섭취	5	2.55
총 채소류 섭취	5	3.77
채소류 섭취(김치 및 장아찌 제외)	5	4.41
우유 및 유제품 섭취	10	4.73
총 단백질 식품 섭취	10	7.04
흰 고기(생선, 가금류), 붉은 고기(육류, 가공육류) 섭취 비율	5	1.67
전곡류 섭취	5	0.63
아침식사 빈도	10	6.29
나트륨 섭취	10	5.69
고열량, 저영양 식품 섭취(당류, 탄산음료, 주류, 버터, 마가린 등)	10	7.52
지방 섭취 비율	10	5.41
도정곡 섭취	5	4.08
탄수화물 섭취 비율	5	2.94
총점	100	59

자료: 질병관리본부

낮은 점수를 받은 몇 가지 항목을 살펴보면, 우리 식습관의 잘못된 점과 개선해야 할 부분들을 알 수 있다. 먼저, 흰 쌀밥을 즐겨 먹는 우리 국민은 전곡류(현미 등 도정이 덜 된 곡식) 섭취 항목에서 매우 낮은 점수(0.63점)를 받았다. 도정이 덜 된 곡류일수록 섬유소 등의 함유량이 많기 때문에 현미 등 도정이 덜 된 곡류를 먹는 것이 좋겠다. 또한 흰 고기(생선·가금류)보다 붉은 고기(육류·가공육류)를 더 많이 먹어서 비율 점수(1.67점)도 낮은 편이었다. 붉은색 고기에는 포화 지방산이 많고, 생선 등 흰 고기에는 오메가3 지방산 등 몸에 좋은 지방산이 많이 함유돼 있어서 붉은 고기를 가급적 줄이고, 흰 고기를 늘릴 필요가 있다.

그 외 과일 섭취는 적고, 하루 나트륨 섭취량은 높은 것을 알 수 있다. 이 중 나트륨 섭취량의 경우, 국이나 찌개, 면류 등 나트륨 함량이 높은 국물 요리를 즐겨 먹는 우리나라 식습관의 영향이 크다. 세계보건기구가 권장하는 하루 나트륨 섭취량은 2,000mg인데 우리나라 성인 평균 하루 나트륨 섭취량은 그 두 배가 넘는 4,831mg이니 큰 문제가 아닐 수 없다.

건강을 위협하는
잘못된 식습관

앞에서 살펴본 식생활평가지수 조사 결과에서 나왔듯 우리나라 국민의 상당수가 건강관리에 소홀하다. 특히 나트륨 과다 섭취는 고혈압이나 심장병, 뇌졸중 등 심혈관질환의 위험을 증가시키고 신장 기능을 떨어뜨려 만성신부전이나 골다공증을 일으킬 수 있기 때문에 평소 나트륨 섭취를 줄이는 식습관이 필요하다. 나트륨 함량이 높은 국물 요리를 먹을 때는 건더기만 건져 먹는 것이 좋고, 짜고 자극적인 맛의 중독에서 벗어나야 한다.

많은 질병의 원인이 잘못된 식습관에서 비롯된다. 먹는 것의 중요성을 알면서도 실천하기가 쉽지 않다. 그러나 식습관이 건강할수록 만성 질환의 위험이 감소된다는 사실을 기억하면서 하루 세 끼 식사를 건강을 위해 몸에 꼭 필요한 균형 잡힌 영양소들로 채워 골고루, 규칙적으로 섭취하자. 과식을 하면 활성산소의 양이 늘어나기 때문에 피부가 거칠어지고 주름까지 유발하게 된다. 물을 충분히 마시는 것도 중요하다.

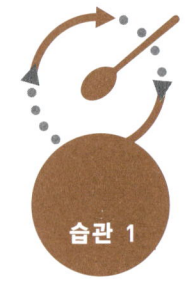

습관 1

몸에 좋은 음식도

약이 되게 먹는
습관은
따로 있다

건강에 대한 관심이 높아지면서 몸에 좋은 음식을 찾는 사람들이 많아졌다. TV에서 어떤 음식이 몸에 좋다고 하면 바로 마트나 시장에서 해당 음식이 동이 날 정도로 관심이 뜨겁다. 덜컥 병이라도 나면 좋은 음식에 대한 관심은 더 커진다. 가벼운 질병이 아니라 심각한 질병이거나 꾸준히 관리해야 하는 병에 걸렸다는 진단을 받았을 때 사람들이 가장 많이 하는 질문이 "어떤 음식을 먹어야 하나요?" 혹은 "이 질병에 좋은 음식이 무엇인가요?"라고 한다.

인터넷을 검색해보면 어떤 병에 좋다는 음식, 몸에 좋은 음식이 수도 없이 많다. 과연 몸에 좋다는 음식을 열심히 먹기만 하면 건강해지는 것일까?

몸에 좋은 음식을 먹기보다
나쁜 음식 먹지 않기가 먼저

몸에 좋은 음식이라면 열심히 챙겨 먹는 사람이 있다. 면역력을 높여주는 음식, 간에 좋은 음식, 뼈에 좋은 음식 등 몸에 좋다면 돈을 아끼지 않는다. 요즘에는 건강에 도움이 된다는 각종 건강보조식품을 곁에 두고 끼니 때마다 챙겨 먹는 것도 일상으로 자리 잡았다.

하지만 '음식이 곧 보약'이라는 말이 있다. 일찍이 의학의 아버지 히포크라테스는 '음식으로 못 고치는 병은 약으로도 못 고친다'고 했다. 그만큼 어떤 음식을 먹느냐가 중요하다는 것이다.

지방의 함량이 적으면서도 질 좋은 단백질을 제공해주는 생선, 통곡물처럼 정제가 덜 돼 소화·흡수가 천천히 되는 탄수화물, 비타민과 무기질이 풍부한 채소 등은 당뇨에 좋은 음식이다. 이런 음식들을 통해 혈당을 한결 수월하게 조절할 수 있기 때문이다.

하지만 몸에 좋은 음식을 먹는 것보다 선행되어야 하는 것은 바로 몸에 나쁜 음식을 먹지 않는 것이다. 건강을 걱정해 몸에 좋은 음식과 건강보조식품을 챙겨먹으면서도 몸에 나쁜 음식을 끊지 못하는 사람이 의외로 많다.

몸에 나쁜 대표적인 기호식품 중 하나가 담배와 술이다. 특히 담배는 생활습관병은 물론 만병의 근원임을 너무나도 잘 알면서 많은 사람들이 끊지 못한다. 대신 담배의 나쁜 성분을 해독시켜준다고 알려진 음식들을 찾아 먹으면서 스스로를 위안한다. 술도 마찬가지다. 과음을 하면 그만큼 간이 해독을 하느라 쉽게 지치는데, 술을 줄이거나 끊지 못하고 간에 좋은 음식, 숙취를 없애는 데 좋은 음식을 먹으면서 과음한 자신을 괜찮을 것이라며 다독인다.

안타깝게도 몸에 나쁜 음식일수록 중독성이 강하다. 머리로는 몸에 나쁘다는 것을 잘 알면서도 절제를 하기가 어렵다. 술과 담배 외에 몸에 나쁘다고 알려진 음식들은 라면과 같은 인스턴트식품, 화학첨가물이 많이 들어간 가공식품, 포화 지방과 트랜스 지방이 많이 들어 있는 음식들이다. 많이 먹는다고 건강에 도움이 되기는 커녕 건강을 위협하고 각종 질병을 불러일으키는데도 과감하게 끊지를 못한다.

몸에 나쁜 음식을 먹지 않는 것만으로도 우리 몸은 한결 더 건강해지고, 질병으로부터의 위험에서 벗어날 수 있다. 사실 몸에 나쁘다고 알려진 음식 외에는 다 몸에 좋은 음식들이라 해도 무방하다. 우리가 주변에서 흔히 보는 식재료도 충분히 좋은 음식이 될 수 있다. 따라서 어떤 음식이 몸에 좋은가를 따지기 전에 우리 몸에 나쁜 음식이 무엇인지를 알고 가능한 한 멀리 하는 것이 건강을 지키는 첫걸음이다.

몸에 좋은 음식도
과하면 독

탄수화물이 당뇨병을 비롯해 비만, 고지혈증 등의 대사증후군, 심지어는 암을 유발하는 원인이 될 수 있다는 것이 밝혀지면서 탄수화물 섭취를 극도로 자제하는 사람들이 생겨나기 시작했다.

하지만 탄수화물도 우리 몸에 꼭 필요한 영양소이다. 필요 이상의 탄수화물을 과잉 섭취하는 것이 문제지, 적정량의 탄수화물은 건강을 위해서 꼭 섭취해야 한다. 몸에 좋은 음식도 마찬가지다. 아무리 몸에 좋은 음식이라도 필요 이상으로 많이 섭취하면 오히려 건강을 해칠 수 있다.

요즘 갑상선에 문제가 생겨 투병생활을 하는 연예인들이 많다. 갑상선 건강에 밀접한 관련이 있는 영양소가 '요오드'다. 요오드는 갑상선 호르몬을 만드는 중요한 재료로, 미역·다시마·김 등 해조류에 풍부하다. 갑상선 건강을 염려하는 사람들은 대부분 요오드가 풍부한 해조류를 많이 먹어야 한다고 알고 있는데, 꼭 그렇지는 않다.

갑상선 호르몬은 부족해도 문제지만 많아도 문제다. 부족할 경우 갑상선기능저하증이 생기고, 너무 많이 분비될 경우 갑상선기능항진증이 발생한다. 갑상선기능저하증에는 해조류 섭취가 어느 정도 도움이 될 수 있지만 갑상선기능항진증일 때는 오히려 독이 될 수 있는 것이다.

사실 우리나라는 요오드 과잉 섭취 국가다. 세계보건기구가 권장하는 1일 요오드 섭취량은 100~200μg인데, 한국인의 평균 요오드 섭취량은 375μg로 상당히 많은 편이다. 이미 하루 필요량보다 많은 요오드를 섭취하고 있기 때문에 요오드가 부족해 건강을 해칠까는 염려하지 않아도 된다. 최근 서울대학교 의대 내과학 교실 백희영 교수 등이 '요오드 섭취 실태 및 갑상선질환'의 연관성을 조사한 연구결과에 의하면 요오드 섭취를 많이 한 그룹이 그렇지 않은 그룹에 비해 갑상선질환의 위험도가 높은 것으로 나타났다.

캡사이신 성분도 마찬가지다. 매운맛을 내는 캡사이신은 암세포를 죽이는 항암효과를 갖고 있지만 너무 많이 섭취하면 오히려 반대의 결과를 초래할 수 있다. 서울아산병원 연구팀이 발표한 연구결과에 의하면 일반적으로 먹는 양보다 과도한 캡사이신을 위암 세포와 혈액암 세포에 투여한 결과 항암 수용체와 결합하고 남은 캡사이신이 암세포를 공격하는 자연살해세포에 붙어 활동을 방해하는 것이 확인되었다고 한다.

이런 예는 너무나도 많다. 현미나 보리는 탄수화물이지만 식이섬유가 풍부해 건강에 좋은 음식으로 알려져 있다. 특히 혈당을 조절해야 하는 당뇨병 환자는 현미나 보리가 흰쌀보다 소화, 흡수가 더뎌 결과적으로 혈당을 천천히 올리기 때문에 선호한다. 그러면서 현미나 보리는 몸에 좋으니 충분히 먹어도 괜찮을 것이라 생각하는 분들이 많은데, 그렇지 않다. 현미나 보리가 쌀밥에 비해서는 혈당을 관리하는 데 도움이 되는 것이 맞지만, 이 역시 탄수화물이다. 필요 이상으로 많이 섭취하면 결국 당이 지나치게 많아져 혈당을 올린다.

이처럼 좋은 음식을 찾아서 먹는 것보다 몸에 필요한 만큼만 적정량 섭취하는 것이 더 중요하다.

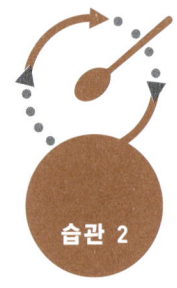

습관 2

탄수화물 중독에서
벗어나야 한다

요즘에는 많은 사람들이 밥을 먹은 뒤 초콜릿이나 쿠키, 빵, 케이크 등 단 음식을 후식으로 즐겨 먹는다. 스트레스를 받으면 배가 고프지 않아도 습관적으로 단 음식을 먹게 되는데 이런 습관은 지나친 탄수화물 섭취를 가져와 건강에 나쁜 영향을 미칠 수 있다.

단백질, 지방과 더불어 3대 영양소인 탄수화물은 우리 몸에 절대적으로 필요한 영양소이다. 탄수화물은 우리 몸이 활동하는 데 필요한 에너지를 공급하는 중요한 역할을 한다. 그럼에도 언제부터인가 탄수화물이 마치 건강을 해치는 주범 취급을 받는 경향이 있다. 하지만 사실 탄수화물 자체가 문제라기보다는 필요 이상으로 많이 섭취하는 것이 문제다. 탄수화물의 단맛에 중독되어 과잉 섭취하게 되면 혈당이 급격히 올라가고 고혈압이나 대사증후군 등의 발병 확률이 높아지기 때문이다.

보건복지부가 발표한 '2015 한국인 영양소 섭취기준' 자료에 따르면 50~64세 남성의 탄수화물 섭취량이 전체 에너지 섭취량의 67.8%, 여성은 69.6%였다. 또 65세 이상 남성의 경우 72.1%, 여성 76.4%로, 다른 연령대가 60% 초반을 유지하는 것과 비교하면 매우 높은 수치다. 성인이 하루에 섭취하는 탄수화물의 적정비율은 총 열량의 55~65%이다. 탄수화물을 통해 총 에너지의 70% 이상을 섭취하면 당뇨병이나 대사증후군 등 건강위험이 증가하기 때문에 50세 이상은 탄수화물 비율을 낮춘 균형 잡힌 식사가 필요한 것으로 보고되고 있다.

그런데 쌀이 주식이다 보니 라면이나 빵, 과자, 초콜릿 등 단순당류 식품을 간식으로 먹다 보면 필요 이상으로 탄수화물을 섭취하기 쉽다. 이렇게 정제된 탄수화물을 조절하지 못하고 끊임없이 먹는 증상이 바로 탄수화물중독이다. 탄수화물을 적정량 이상으로 과다하게 섭취하면 에너지원으로 쓰고도 남은 포도당이 지방으로 바뀌어 몸에 차곡차곡 쌓여 비만이 된다. 특히 간, 근육 등에 쌓이는 내장 비만은 대사증후군은 물론 암을 유발하는 원인으로 작용한다. 또한 탄수화물을 지나치게 많이 섭취하면 암의 성장속도도 그만큼 빨라진다고 하니 더욱 유의하자.

탄수화물중독, 어떻게 고칠 수 있을까?

탄수화물중독을 예방하기 위해서는 먼저 생활 속에서 혈당지수GI가 낮은 탄수화물을 섭취하기 위해 노력해야 한다. 혈당지수가 낮은 식품일수록 소화 흡수되는 속도가 느리고 혈당을 천천히 올린다.

- 혈당지수가 높은 식품: 흰쌀, 감자, 식빵
- 혈당지수가 낮은 식품: 통밀빵, 콩, 현미, 채소, 과일, 견과류

이렇게 혈당지수가 낮은 음식을 조금씩 자주 먹으면 혈당이 높게 올라가지 않고 인슐린이 과도하게 분비되지 않아 비만이나 당뇨까지 예방할 수 있다.

또한 균형 잡힌 음식을 골고루 먹는 습관을 갖는다. 즉, 탄수화물의 양을 줄이고 기타 영양소의 섭취량을 늘려간다. 달걀 흰자, 살코기, 생선 등 단백질이 풍부한 음식을 많이 섭취하면 포만감이 빨리 와서 탄수화물의 섭취를 줄일 수 있다. 또한 음식을 천천히 먹으면 포만감을 느끼기 쉬워 과식을 방지하는 효과가 있다. 탄수화물의 양을 미리 먹을 만큼 덜어놓고 먹는 것도 양을 조절하는 효율적인 방법이다. 조리할 때도 설탕 대신 다른 양념을 이용할 수 있으면 바꾸는 것이 좋다.

습관적으로 먹던 빵, 과자, 초콜릿 등의 간식이나 패스트푸드와 인스턴트 음식도 될 수 있는 한 줄이는 게 좋다. 특히 TV를 볼 때 과자나 간식을 무심코 먹는 습관을 버리자. 공복감이 심할 때는 견과류나 제철 과일, 신선한 채소류를 먹는 것이 좋다. 뿐만 아니라 설탕이 많이 함유된 시리얼, 과자, 음료, 케이크, 아이스크림, 사탕 등은 영양이 풍부한 다른 음식의 섭취를 방해해 영양 불균형을 일으킬 수 있으므로 적게 먹도록 한다. 그리고 술이나 카페인 함유 음료를 많이 마시면 혈당을 낮춰 단 음식이나 탄수화물 음식을 더 먹게 만들 수 있으므로 섭취를 줄이도록 한다. 깊은 잠이 들지 못하거나 자다가 쉽게 깨면 가짜 배고픔이 증가하면서 탄수화물중독이 되기 쉬운 만큼 숙면을 취하려는 노력도 필요하다.

　탄수화물이 몸에 좋지 않다고 전혀 먹지 않는 것은 위험한 식습관이다. 탄수화물 중에서도 혈당지수가 높고 섬유질이 부족한 음식을 가려서 섭취하는 것이 현명하다. 다양한 식품을 적절한 양만큼 규칙적인 시간에 먹는 습관을 통해 탄수화물의 섭취를 서서히 줄여나가는 것이 건강으로 가는 지름길임을 명심하도록 한다.

탄수화물중독 자가진단 체크리스트

다음 항목 중 3개 이상일 경우 중독 가능성, 4~6개는 중독 위험성, 7개 이상이면 중독을 의심해봐야 한다.

- ☐ 아침에 밥보다 빵을 주로 먹는다.
- ☐ 오후 3~4시쯤이면 집중력이 떨어지고 배고픔을 느낀다.
- ☐ 밥을 먹는 게 귀찮게 느껴질 때가 있다.
- ☐ 주위에 항상 초콜릿이나 과자 같은 간식이 있다.
- ☐ 방금 밥을 먹었는데도 허기가 가시지 않는다.
- ☐ 잠들기 전에 야식을 먹지 않으면 잠이 오지 않는다.
- ☐ 식이요법을 3일 이상 해본 적이 없다.

☐ 단 음식은 상상만 해도 먹고 싶어진다.

☐ 배가 부르고 속이 더부룩해도 자꾸만 먹게 된다.

☐ 음식을 방금 먹은 후에도 만족스럽지 않다.

(자료: 건강보험심사평가원)

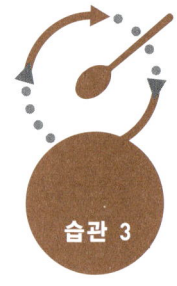

잡곡밥이라고

무조건 좋을까?

산업화 이전에는 쌀밥이 귀했다. 평범한 서민들에게 쌀밥이란 생일이나 잔치에서나 볼 수 있는 귀한 음식이었다. 오죽하면 쌀밥에 고깃국을 먹어보는 것이 소원인 사람들이 많았을 정도다. 당시 사람들이 쌀밥 대신 먹던 것은 주로 보리, 현미, 콩, 수수, 조 등의 잡곡이 주인 잡곡밥이었다.

그러나 지금은 상황이 달라졌다. 사람들이 먹어보기를 소원했던 쌀밥은 건강을 해치는 원흉 같은 취급을 받고 있다. 반면 가난한 사람들이나 먹는 음식이던 잡곡은 건강식품으로 재조명되면서 잡곡밥을 선호하는 사람들이 점점 많아지고 있다.

실제로 잡곡이 건강에 좋은 것은 사실이다. 하지만 모든 음식이 그렇듯 아무리 몸에 좋은 음식도 지나치게 많이 섭취하면 오히려 건강을 해칠 수 있다. 잡곡도 마찬가지다. 그런데도 잡곡에 대한 올바른 이해 없이 잡곡은 무조건 몸에 좋다며 많이 섭취하는 사람들이 있는데 주의해야 한다.

잡곡도 탄수화물이다

"쌀밥은 안 되지만 보리밥은 양껏 먹어도 괜찮죠?"

당뇨병을 앓고 있는 사람들처럼 탄수화물을 많이 섭취해서는 안 되는 사람들이 간혹 하는 말이다. 당뇨병 환자들에게 쌀밥보다 보리밥을 권하는 이유는 보리밥이 쌀밥보다 식이섬유를 비롯해 더 많은 영양소를 포함하고 있기 때문이다. 흰 쌀밥은 껍질을 완전히 벗겨 식이섬유는 물론 비타민과 무기질 같은 영양소가 없는 순수한 탄수화물 덩어리나 마찬가지다. 그래서 섭취했을 때 소화가 잘 돼 혈당을 빨리 올리기 때문에 당뇨병 환자에게 좋지 않은 음식으로 꼽히는 것이다.

그러나 보리밥을 비롯한 잡곡은 다르다. 쌀밥에 비해 잡곡은 식이섬유가 풍부해 혈당을 천천히 올릴 뿐만 아니라 포만감을 쌀밥보다 오래 지속시키고, 대장을 깨끗하게 청소해준다. 비타민과 무기질도 쌀밥보다 풍부해 영양학적으로도 더 좋다.

하지만 잡곡 역시 기본은 탄수화물이다. 쌀밥이든, 보리밥이든, 현미밥이든 주 영양소는 탄수화물이고, 칼로리도 한 공기당 약 300kcal로 비슷하다. 따라서 몸에 좋은 잡곡밥도 너무 많이 섭취하면 안 된다. 하루에 필요한 총 탄수화물의 양을 고려해 적정량을 섭취하는 것이 중요하다.

까끌한 현미 대신
부드러운 찰현미는 안 될까?

건강에 대한 관심이 높아지면서 사람들이 많이 찾는 잡곡 중 하나가 '현미'다. 현미는 벼에서 제일 겉에 있는 왕겨만을 제한 것으로 영양이 많은 쌀겨와 배아(쌀눈)가 살아 있는 잡곡이다. 현미에서 쌀겨와 배아를 제거하면 그것이 곧 백미가 된다.

쌀은 도정을 하면 할수록 원래 함유하고 있던 비타민과 무기질, 단백질, 지방질이 감소하고 탄수화물의 함량이 증가한다. 현미와 백미를 비교하면 식이섬유는 3배, 비타민 B_1과 E는 4배 이상, 비타민 B_2는 2배 이상, 철과 인 같은 무기질은 2배 이상 현미에 더 많다.

이처럼 현미는 영양학적으로도 백미보다 뛰어나고 식이섬유가 풍부해 변비를 예방하고 몸에 나쁜 유해물질을 배출하는 데 도움을 줄 수 있다. 하지만 식이섬유가 풍부하다는 것은 현미의 장점이자 곧 단점이다. 식이섬유는 거칠어 먹기도 힘들고 소화도 잘 안 된다. 아무리 몸에 좋아도 쌀밥처럼 단맛이 적어 맛도 덜한 데다 씹기도 힘들다 보니 현미밥에 적응하지 못하는 분들이 제법 많다. 소화력이 좋지 않은 사람들은 더더욱 현미밥을 먹기 힘들어 한다.

이런 이유로 현미는 먹고 싶은데 거칠어서 먹기 힘들어 하는 분들이 차선으로 선택하는 것이 찰현미다. 찰현미는 현미보다 식감이 부드럽고 소화가 잘된다. 많은 사람들이 먹기 편하면서도 현미를 섭취했을 때의 효과를 그대로 얻을 수 있으리란 기대로 찰현미를 선택하는데 이는 큰 오산이다. 찰현미는 현미보다는 찹쌀 쪽에 가깝다. 찹쌀과에 속하는 곡식으로 당 함유량이 꽤 높아 당뇨 환자에게는 적합하지 않다. 그래도 백미보다는 비타민 B와 무기질이 많기 때문에 당뇨가 없고 위장이 약해 소화력이 떨어지는 사람에게는 도움이 될 수 있다.

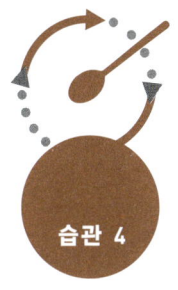

쓸모 있는 지방을

적절히 관리하기

몸에 있는 지방은 위험하기만 한 것일까? 우리 몸의 에너지원으로 작용하는 지방에 나쁜 점만 있는 것은 아니다. 지방세포는 뇌 발달과 지용성비타민의 흡수를 돕고 우리의 체온을 일정하게 유지시키며 내장기관을 보호하는 역할을 한다. 또한 탄수화물이나 단백질에 비해 2배 이상의 에너지를 공급해주는 우리 몸에 꼭 필요한 요소다. 하지만 지방을 너무 많이 섭취하면 지방세포에 과도하게 지방이 축적된다. 지방세포는 신축성이 아주 좋아 지방이 쌓일수록 크기가 커지면서 비만으로 진행된다. 즉, 단순히 체중이 늘어나는 것이 아니라 몸속 지방의 양이 정상 범위보다 증가한 상태인 것이다.

문제는 지방이 단순히 비만을 부르는 것으로 끝나지 않는다는 사실이다. 과도하게 축적된 지방은 인체의 대사체계를 혼란에 빠뜨린다. 인체의 대사 세포들은 장수유전자 시르투인sirtuin을 만드는 시르트1SIRT1이라는 대사조절 단백질을 갖고 있다. 시르트1은 염증이나 비만으로 인해 대사증후군이 생기지 않도록 조절하고 노화나 굶주림에도 대사의 기능이 정지하지 않도록 하는 역할을 한다. 그런데 지방을 과잉 섭취하면 시르트1의 기능이 억제돼 대사에 혼란이 생기는 것이다.

뿐만 아니다. 최근 연구결과에 의하면 지방은 여러 호르몬과 당뇨병, 고지혈증, 심혈관계 질환 등과 관련된 인자들을 축적하고 있고, 특히 만성적인 염증을 유발하고 암을 증식하게 하는 원료와 같은 작용을 한다는 것이 밝혀졌다.

지방에 대한
오해와 진실

지방세포가 분비하는 물질은 무척 다양하다. 특히 주목해야 할 물질은 아디포넥틴adiponectin, 리지스틴resistin, 렙틴leptin, 비스파틴visfatin 등이다. 이 물질들은 정상적으로 적정량 분비되지 않으면 다양한 질병을 일으킨다.

아디포넥틴은 인슐린 민감성을 증가시켜 혈당을 낮춰주고, 염증을 감소시키는 물질이다. 정상 체중일 때는 지방세포에서 아디포넥틴을 분비시키지만 지방이 과도하게 축적되면 아디포넥틴 대신 TNF-알파와 PAI를 분비한다. TNF-알파는 아디포넥틴의 분비를 방해하고 혈당을 높여 당뇨병을 유발한다. PAI는 혈전을 용해하는 플라스민을 억제해 혈전을 만드는 위험물질이다. 결국 지방이 과잉 축적돼 아디포넥틴이 정상적으로 분비되지 못하면 비만, 당뇨, 죽상동맥경화증, 심혈관질환 등 다양한 질병이 생긴다.

렙틴은 일명 날씬이 호르몬이다. 우리는 음식을 어느 정도 먹으면 포만감을 느낀다. 배가 부르면 아무리 먹음직스러운 진수성찬이 차려져 있어도 더 이상 먹고 싶은 생각이 들지 않고 저절로 숟가락을 놓게 된다. 이렇게 포만감을 느끼고 식욕을 억제하게 해주는 호르몬이 바로 렙틴이다.

렙틴은 지방세포에서 분비되는 호르몬이기 때문에 체중이 늘면 지방의 세포수도 많아져 렙틴 양도 증가한다. 덕분에 살이 찌면 식사를 적게 해도 배가 고프다는 느낌이 들지 않는다. 또한 렙틴은 신진대사를 촉진해 에너지를 더 많이 소모할 수 있게 도와준다. 따라서 렙틴이 정상적으로 잘 분비되면 적정 체중을 유지하는 데 큰 도움이 된다.

하지만 체지방이 과도하게 쌓이면 렙틴 기능에 문제가 생긴다. 비만인의 경우 혈중 렙틴 농도가 높은 편이다. 살이 찌면 렙틴의 원료인 지방도 늘어나기 때문이다. 하지만 체지방이 과도하게 많으면 렙틴 저항성이 생긴다. 렙틴이 분비돼도 식욕을 억제하는 기능을 제대로 하지 못한다는 얘기다. 그래서 살이 찌면 많이 먹어도 포만감을 느끼지 못하고 계속 먹어 더 살이 찌는 악순환을 되풀이할 수밖에 없다.

지방세포에서 분비하는 리지스틴과 비스파틴 호르몬도 인슐린 작용을 방해해 비만, 동맥경화증, 당뇨병 등의 성인병을 일으킨다. 체지방이 많아 비만이 되면 강도가 높지는 않지만 만성적인 염증이 지속된다. 리지스틴뿐만 아니라 지방세포에서 분비하는 사이토카인도 염증반응을 촉진하고, 렙틴도 염증을 활성화시킨다.

흰색지방 줄이고, 갈색지방 늘리기

지방세포에서 분비되는 물질들은 대부분 두 얼굴을 갖고 있다. 적정 체중일 때는 우리 몸의 대사를 촉진하고 균형을 유지하는 역할을 하지만 체지방이 과도하게 많으면 제 기능을 하지 못하게 된다. 또한 염증을 촉진시켜 인슐린 저항성을 높이고, 생명 유지에 필수적인 주요 장기에 지방을 축적해 순조로운 대사를 방해하며, 각종 심각한 질병을 일으킨다. 특히 내장지방이 심할수록 건강에 적신호가 켜진다.

체내 지방량을 측정하는 가장 손쉬운 방법은 허리둘레를 재는 것이다. 대한비만학회는 허리둘레가 남성은 90cm, 여성은 85cm 이상인 경우를 내장 비만으로 보고 있다. 복부 비만이 있는 정상 체중 남성은 복부 비만이 없는 정상 체중 남성보다 조기사망 위험률이 무려 87%나 높았다. 또 체질량지수 수치 기준으로 과체중 혹은 비만인 사람보다는 2배 이상 높은 사망위험률을 보였다. 지방은 총 섭취열량의 20% 미만으로 유지해야 한다.

지방에는 흰색지방과 갈색지방이 있다. 흰색지방은 우리가 흔히 지방이라 말하는 그 지방이다. 에너지를 중성지방으로 변환해 지방세포에 저장해두었다가 필요할 때 다시 에너지로 바뀌어 사용되기도 하고, 체온을 유지하고 우리 몸을 충격으로부터 보호해주는 쿠션 역할을 한다.

갈색지방은 흰색지방처럼 에너지를 생성하기보다는 열을 발산해 체온을 유지하고 추위에 적응할 수 있도록 돕는 작용을 한다. 갈색지방은 직접 열을 생산하기 때문에 신생아나 겨울잠을 자는 동물들에게 많다. 원래 갈색지방은 신생아에게 있다가 어른이 된 후에는 소멸되는 것으로 알려져 있었지만 최근 연구결과에 의하면 어른의 지방 경계 부분과 흰색지방세포에도 흩어져 분포되어 있는 것으로 나타났다. 아기들은 총 지방의 1/3 정도가 갈색지방인데 성인이 되면서 1/10로 줄어든다.

갈색지방은 비만의 원인이 되는 지방을 연소시키는 역할을 하는 반면 흰색지방은 만성적인 염증을 유발하고 암세포를 증식하는 원료 같은 작용을 한다. 따라서 몸을 건강하게 하는 효과적인 방법은 나쁜 지방인 흰색지방은 줄이고 좋은 지방을 활성화시키는 것이다. 이를 위해서는 필요 이상의 지방 섭취를 삼가는 건강한 식생활과 규칙적인 생활습관이 뒷받침되어야 한다. 더불어 꾸준한 근력 운동과 관리로 갈색지방을 늘리고 비만을 예방하도록 하자.

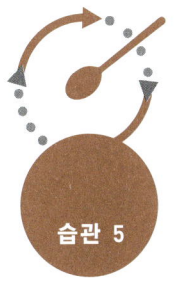

습관 5

오메가3,
제대로 알고 먹자

건강을 위해 오메가3를 복용하는 분들이 많다. 오메가3는 생선이나 들기름, 참기름에 많이 포함되어 있는 지방으로 몸에 나쁜 콜레스테롤과 중성지방을 없애주고 혈행을 개선해 혈액순환을 돕는 것으로 알려져 있다. 그래서 많은 분들이 고기보다는 생선을 찾고, 음식으로 오메가3를 섭취하는 것만으로 모자라 기능성 식품이나 영양제로 오메가3를 복용한다.

지방 역시 우리 몸에 꼭 필요한 영양소이다. 무조건 지방을 멀리 할 필요가 없다. 또한 이왕 지방을 섭취할 것이라면 오메가3처럼 몸에 좋다고 알려진 지방을 섭취하는 것도 좋다. 흔히 몸에 좋다는 지방이 그렇듯이 오메가3 역시 불포화 지방산의 일종이다. 하지만 아무리 몸에 좋은 불포화 지방산이라도 제대로 알고 먹지 않으면 오히려 역효과가 날 수 있다.

포화 지방산 vs. 불포화 지방산

우리가 먹는 지방은 크게 포화 지방산과 불포화 지방산으로 구분된다. 일반적으로 포화 지방산은 몸에 나쁜 지방, 불포화 지방산은 몸에 좋은 지방이라고 알고 있는데, 포화 지방산이라고 꼭 몸에 나쁜 것만은 아니고, 마찬가지로 불포화 지방산이라고 언제나 유익한 것만은 아니다.

포화 지방산은 소고기, 돼지고기, 닭고기 등에 많이 들어 있는 동물성 기름이다. 소고기나 삼겹살을 프라이팬에 굽고 그냥 두었을 때 하얗게 굳은 기름이 생기는 것을 본 적 있을 것이다. 이것이 포화 지방산이다. 포화 지방산은 화학적으로 안정이 되어 있어 녹는점이 높고 상온에서 고체이다. 그래서 몸에 들어가면 잘 배출되지 않고 혈관이나 몸에 쌓여 심혈관계에 악영향을 미친다. 포화 지방산을 나쁜 지방이라고 하는 이유도 여기에 있다.

반면 불포화 지방산은 생선, 씨앗, 견과류 등에 들어 있는 식물성 기름이다. 포화 지방산과는 달리 녹는점이 낮고, 상온에서 액체 상태여서 우리 몸에 흡수가 잘되고 배출도 잘된다. 또한 불포화 지방산은 몸에 좋은 고밀도 콜레스테롤 수치는 높여주고, 반대로 혈관을 막는 나쁜 저밀도 콜레스테롤 수치는 낮춰주는 기능을 한다. 뿐만 아니라 불포화 지방산에는 필수 지방산이 풍부하다. 필수 지방산은 동물이 정상적으로 성장하고 건강을 유지하는 데 꼭 필요한 지방으로 체내에서 생성할 수 없어 음식으로 섭취해야 한다.

북극 에스키모인들은 다른 인종에 비해 지방 섭취량이 상당히 높은 편이다. 그럼에도 심혈관질환이 드문데, 이는 에스키모인들이 생선기름처럼 필수 지방산이 많은 음식을 섭취했기 때문인 것으로 보고 있다.

포화 지방산과 불포화 지방산은 이중결합의 유무에 의해 구분되기도 한다. 포화 지방산은 이중결합이 없어 실온에서 쉽게 굳는다. 반면 불포화 지방산은 이중결합을 갖고 있어 실온에서 액체일 가능성이 높다. 불포화 지방산은 이중결합의 개수에 따라 또다시 단가 불포화 지방산과 다가 불포화 지방산으로 구분된다. 이중결합이 1개면 단가 불포화 지방산, 2개 이상이면 다가 불포화 지방산이다. 우리가 건강에 좋다고 알고 있는 오메가3는 다가 불포화 지방산에 속한다.

지방산의 종류

구분	세부 구분		많이 함유한 식품	기능
포화 지방산			돼지고기나 소고기 등의 육류 기름기, 닭껍질, 버터, 마가린, 생크림, 치즈, 소시지, 햄, 베이컨, 초콜릿, 코코넛기름, 기름진 빵이나 과자류	세포막의 구성성분, 에너지의 연료, 장내세균의 먹이
불포화 지방산	단가 불포화 지방산		올리브유, 땅콩기름, 카놀라유	
	다가 불포화 지방산	오메가3	등푸른생선(참치, 고등어, 정어리, 삼치, 꽁치 등), 들기름, 콩류	혈액 내의 중성지방 수치와 혈액이 엉키는 성질을 감소시켜 심장질환의 발병 위험을 낮춰준다.
		오메가6	옥수수유, 면실유, 콩기름, 해바라기씨, 참기름	혈액 내의 콜레스테롤 수치를 낮추어 심장질환의 발병 위험을 낮춘다.

오메가3와 오메가6의
황금비율은?

오메가3는 많이 들어보았지만 오메가6는 상대적으로 생소할 것이다. 오메가6 역시 오메가3와 마찬가지로 불포화 지방산의 일종이며, 인체 내에서 합성이 되지 않으므로 음식으로 섭취해야 한다. 하지만 오메가3와 달리 오메가6는 굳이 영양제로 보충할 필요는 없다. 우리가 일상적으로 먹는 음식에서 이미 충분한 오메가6를 섭취하고 있기 때문이다.

오메가6는 오메가3 못지않게 우리 몸에 좋은 불포화 지방산으로, 혈액순환 개선과 비만을 예방하는 데 도움이 된다. 또한 두뇌 발달에도 중요한 역할을 하고, 피부를 건강하게 유지하는 데 기여한다. 월경 전 증후군과 생리통을 완화하는 효과도 있고, 뼈를 튼튼하게 하여 골다공증도 예방해준다.

하지만 오메가6를 너무 많이 섭취하면 오히려 해가 될 수 있다. 오메가6는 염증을 유발하고 혈전을 촉진하며 혈액을 응고시키기도 하기 때문이다. 오메가6의 염증 반응이 나쁜 것은 아니다. 우리 몸에 나쁜 세균이 침입했을 때 이를 물리치는 과정에서 나타나는 염증 반응이기 때문이다. 그럼에도 오메가6를 과잉 섭취하면 염증 반응이 활발해져 건강을 해칠 수 있다.

따라서 오메가6는 적정량을 섭취하는 것이 중요하다. 또한 오메가3와의 적정 비율을 유지해야 하는데, 가장 이상적인 비율이 오메가3 대 오메가6로 보았을 때 1:4 정도다. 문제는 옥수수, 해바라기, 대두 등 오메가6가 많이 함유되어 있는 식물성 기름이 가공식품이나 패스트푸드에 많이 쓰여 우리가 모르는 사이에 오메가6를 많이 섭취하고 있다는 것이다.

오메가3와 오메가6의 적정 비율을 유지하기 위해서는 식품에 포함되어 있는 오메가3와 오메가6의 비율을 살펴볼 필요가 있다. 다음은 우리가 기름으로 많이 사용하는 식품 원료들에 포함되어 있는 오메가3와 오메가6의 비율이다. 이를 참조해 현명하게 지방을 섭취하면 건강을 지키는 데 도움이 될 것이다.

식물원료별 오메가3와 오메가6의 비율

식물원료	오메가3 : 오메가6
치아시드	3 : 1
키위씨 기름	4 : 1
카놀라유	1 : 2
견과류 오일	1 : 4
땅콩 오일	1 : 5
콩기름	1 : 7.4
올리브유	1 : 12.8
옥수수유	1 : 58
해바라기유	0 : 365

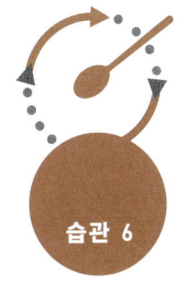

습관 6

적당량의 고기는

면역력을 키운다

흔히 고기를 먹으면 각종 성인병의 원인이 되고 건강에 좋지 않다고 생각한다. 이러한 오해는 고기를 지나치게 많이 먹고, 식습관이 불균형해 건강에 좋지 않은 영향을 미치는 데서 비롯된다. 하지만 동물성 단백질을 통해서만 얻을 수 있는 필수 영양소들이 있기 때문에 적당한 동물성 단백질 섭취는 몸의 면역력을 키우고 질병을 예방하는 데 도움이 된다.

단백질은 우리 몸의 세포를 구성하고 근육의 발육과 생명을 유지하는 여러 조직에 중요한 역할을 한다. 보스턴 의대 연구팀 '프레이밍엄 자손' 조사에 따르면 "실제로 동물성이나 식물성 단백질을 많이 섭취한 사람은 그렇지 않은 사람보다 심장 수축이나 확장기 혈압이 눈에 띄게 줄어든 것으로 나타났다"고 밝혔다.

생명유지에 꼭 필요한
단백질

우리 몸의 단백질은 보통 20여 종의 아미노산을 필요로 하는데 이 중 8종의 필수 아미노산은 자연적으로 체내에서 합성되지 못하기 때문에 반드시 음식으로 섭취해야 한다. 필수 아미노산이 하나라도 부족하거나 불균형인 경우 각종 질병에 걸릴 확률이 높아진다.

또한 단백질이 부족하면 면역력이 약해지므로 암을 예방하거나 치료할 때는 필수 영양소인 단백질을 충분히 섭취해야 한다. 암에 걸린 사람들 가운데 청국장이나 된장, 두부 등 콩으로 만든 음식을 즐겨 먹고 건강을 되찾았다고 하는 사람들이 많다. 식물성 단백질에는 세포를 만들고 대사를 돕는 효능과 항암 성분이 들어 있기 때문이다.

단백질은 크게 소고기·돼지고기·닭고기 등의 육류나 꽁치·고등어·참치 등 등푸른생선류, 우유에 든 동물성 단백질과, 대두·완두콩·강낭콩·두부 등 콩류, 잡곡류, 견과류에 든 식물성 단백질로 구분할 수 있다. 동물성 단백질인 육류는 근육을 만드는 데 꼭 필요하다. 기름기가 적고 단백질 비율이 높은 살코기에는 빈혈을 예방하는 철분과 면역력을 높이는 아연 등 무기질도 들어 있기 때문에 충분히 섭취하지 않으면 기운이 없고 쉽게 피로를 느끼거나 어지럽고 자주 감기에 걸린다. 뿐만 아니라 신경이 예민해지고 머리카락이 빠지고 피부가 푸석해진다. 특히 나이가 들수록 단백질이 빠져나가기 때문에 적당한 육식을 통해 면역력을 강화해야 한다.

동물성 단백질, 알고 먹으면 건강해진다

하지만 모든 단백질이 다 좋은 것은 아니다. 붉은 고기에 많이 들어있는 동물성 단백질은 발암물질의 원료가 되기도 한다. 단백질은 소화 흡수되는 과정에서 아민이라는 물질을 만드는데, 아민은 위장 내에서 아질산나트륨과 반응하면 발암물질인 니트로사민을 만들어낸다. 아질산나트륨은 가공육이나 어육연제품 가공 과정에서 오랜 기간 상하지 않고 먹음직스러운 붉은 빛을 더하기 위해 사용하는 합성식품첨가물이다.

육식을 많이 하면 비만뿐 아니라 고지혈증과 대사증후군, 심혈관질환 등의 발생 원인이 될 수 있기 때문에 주의해야 한다. 또 혈관 건강에 좋지 않은 동물성 지방 섭취량도 증가하기 때문에 혈중 중성지방과 콜레스테롤 수치가 높아질 수 있다. 특히 암이 발병할 가능성이 높아지는 이유도 사실 동물성 단백질보다는 지방 탓이 크다. 육류에 들어 있는 지방은 담즙산 분비를 촉진하는데, 담즙산은 대장 내 세균에 의해 발암물질로 바뀌면서 대장 점막을 자극한다. 이 때문에 대장 점막이 비정상적으로 자라 대장암으로 진행하는 경우가 많다. 암을 치료하기 위한 식이요법을 보면 하나같이 탄수화물과 지방의 섭취를 줄이고 단백질을 섭취할 것을 권한다.

그렇다고 식물성 단백질만 섭취하면 필수 아미노산이 부족할 수 있다. 2015 한국인 영양소 섭취기준에 따르면 성인의 경우 총 에너지 섭취량 대비 특정 영양소의 적정 섭취 범위를 나타낸 에너지 적정 비율에 단백질은 7~20%로 유지할 것을 권장하고 있다.

균형 잡힌 식습관을 위해서는 세계보건기구가 권고한 1일 섭취 허용량인 50g의 동물성 단백질과 식물성 단백질이 풍부한 식품을 골고루 섭취하는 식습관을 갖는 것이 좋다. 더불어 치킨이나 불고기버거, 피자 등의 패스트푸드나 기름진 육식을 삼가고 각종 영양소를 골고루 먹는 식습관이 무엇보다 필요하다.

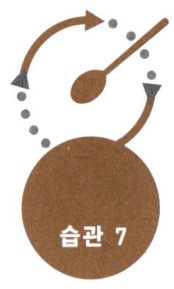

습관 7

물만 잘 마셔도

무병장수할 수 있다

우리 몸의 70%는 물로 구성돼 있다. 적당한 양의 물은 인간 생존에 가장 중요한 요소이다. 물은 몸 전체를 순환하며 체내 산소를 운반하고 신진대사를 도울 뿐만 아니라 체온 조절과 노폐물을 배출하며 독소가 쌓이는 것을 막아주고 해독작용을 하는 등 건강을 지키는데 중요한 역할을 한다. 보통 독소가 배출되는 경로는 크게 대변, 소변, 땀, 호흡, 모발과 손발톱 5가지다. 이 중 대변으로 75%, 소변으로 20% 배출된다. 대변과 소변으로 독소를 배출하게 하는 데 큰 역할을 하는 것이 바로 물이다.

하루 8~10잔의 물, 자주 마시는 것이 좋다

이렇게 우리 몸에 꼭 필요한 물은 하루에 얼마만큼 마셔야 좋을까. 세계보건기구가 권장하는 하루 물 섭취량은 1.5~2L로 200mL 컵으로 약 8~10잔 정도이다. 체중에 따라, 물의 대사능력에 따라 물 섭취량을 달리해야 한다고도 말하지만 일반적으로 하루 8~10잔 정도면 적당하다. 마실 때도 한꺼번에 많은 양을 마시는 것보다 자주 마시는 것이 좋다.

갈증을 해소하기 위해서는 차와 음료를 제외한 물을 마시는 것이 수분을 보충하는 데 가장 효과적이다. 카페인이 포함된 커피나 차와 탄산음료, 에너지음료, 주스는 이뇨작용을 촉진시켜 체내의 수분을 빼앗아간다. 수분을 보충하는 게 아니라 오히려 마신 양의 1.5~2배 정도의 수분을 소변으로 배출시키게 되는 것이다.

몸속에서 수분이 빠져나간 만큼 물을 마셔야 탈수 현상이 발생하지 않는다. 물은 갈증이 나기 전에 조금씩 마시는 것이 중요하고, 차가운 물보다는 상온의 약간 미지근한 물을 천천히 음미하며 마시는 것이 좋다.

평소 물을 마시지 않는 습관은 건강에 해롭다. 체내에 수분이 부족하면 신진대사가 원활하지 못해 체내의 독소가 배출되지 않고 쌓여 피로감을 느끼게 된다. 물은 우리 몸에서 뇌의 75%, 심장의 86%, 근육의 75%, 혈액의 94%를 차지하며 수분이 1~2%만 부족해도 심한 갈증과 고통이 따르고 5% 부족하면 혼수 상태가 일어난다. 체내 수분이 부족하면 자주 갈증을 느끼거나 근육에 탄력이 없어 피부가 건조해진다. 뿐만 아니라 눈이 가렵고 불편하며 편두통과 어지럼증이 발생할 수 있다. 만약 소변의 양이 감소하거나 색깔이 진해지고 변비가 생겼다면 탈수의 신호이므로 몸의 신진대사를 높이기 위해 물을 충분히 마셔야 한다.

물 마시기 좋은 때도
따로 있다

물을 많이 마신다고 다 좋은 것은 아니다. 너무 많이 마시면 오히려 부족한 것만큼이나 해롭다. 물을 너무 많이 마시면 나트륨 성분이 부족해져서 저나트륨혈증에 빠질 수 있고, 종아리나 눈 아래, 손 등이 붓는 현상이 나타난다. 특히 신장병이나 신부전증 환자는 필요 이상으로 물을 마시게 되면 장기들이 붓고, 간경화증 환자는 복수가 차기도 한다. 미국국립건강연구원의 호이트 메카티Hoyt Makatee 박사는 "현대 질병 가운데 적어도 1/3은 잘못된 수분 섭취에 따른 미네랄 불균형에 의한 것"이라고 말한다.

 물을 마시는 때도 중요하다. 아침에 일어나자마자 공복에 마시는 물은 건강에 도움이 된다. 잠자는 동안 빠져나간 몸속 수분을 보충해주기 때문이다. 그러나 식사 직전이나 식사 중에 물을 많이 마시면 위액에 있는 소화 효소의 기능이 약해져 소화를 방해한다. 뿐만 아니라 혈당을 상승시켜 살이 찌는 원인이 된다. 물은 식사 전후 30분이나 1시간이 지난 상태에서 마시는 것이 좋다. 특히 운동 중 목마름을 느낄 때 한꺼번에 물을 많이 마시는 것은 좋지 않다. 운동하기 이전과 운동 이후 등 조금씩 나눠 마시는 것이 좋다.

미국 CNN에서 장수와 관련한 데이터를 분석한 적이 있다. 그때 보도된 장수의 비결은 다름 아닌 운동과 장수 DNA 기능이 작동하도록 하는 물이었다. 적당한 양의 물을 마시는 습관으로 우리 몸의 건강을 지키도록 하자.

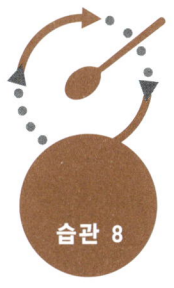

습관 8

재료보다 중요한 게

건강한 조리법이다

건강을 위해 몸에 좋은 식재료나 식품을 꼼꼼히 따져서 구입하는 사람들이 많다. 하지만 아무리 좋은 재료라도 조리를 잘못하면 영양 손실이나 발암물질이 생길 수 있다.

국제암연구소는 "바비큐나 프라이팬에서 요리할 때처럼 주로 육류 등의 식품을 높은 온도나 직접 뜨거운 불판과 불꽃에 접촉하면서 조리하면 고기가 타거나 그을린 부분에 암을 유발하는 성분이 생성된다"고 보고하고 있다.

영국 식품기준청FSA은 탈 정도로 바싹 구운 감자나 토스트에 암을 유발하는 화학물질이 많다는 연구 보고서를 발표했다. 탄수화물 함량이 높고 단백질 함량이 낮은 식물성 원료인 감자 등을 고온에서 튀기거나 볶을 때 생성되는 발암 유발물질 아크릴아미드acrylamide는 미국 식품의약국FDA 역시 섭취를 줄일 것을 권고하고 있다.

토스트를 살짝 구운 경우 kg당 아크릴아미드 수치가 9㎍에 불과했으나 검게 바싹 태운 경우에는 그 수치가 무려 167㎍으로 치솟았다. 감자의 경우도 자연상태일 때보다 감자칩으로 만들었을 때 아크릴아미드 수치가 50배나 높아졌으며(1,052㎍/kg), 구운 감자 역시 80배가 높았다. 결과적으로 음식을 지나치게 높은 온도에서 오랜 시간 조리할수록 아크릴아미드 수치도 함께 증가한다. 이렇게 조리된 음식을 일정량 이상 체내에 섭취할 경우 신경계에 독성을 나타내게 된다.

조리 과정에서 발생하는
발암물질 줄이기

이처럼 음식을 조리하는 방법이 매우 중요하다. 대부분의 발암물질은 조리 과정에서 발생한다.

식품을 조리하거나 가공할 때 식품의 주성분인 탄수화물, 단백질, 지질 등이 분해되어 생성되는 벤조피렌은 잔류 기간도 길고 독성도 강해 국제암연구소에서는 '확인된 인체발암물질'로 분류하고 있다. 단기간 다량으로 노출되면 적혈구가 파괴돼 빈혈이 생기고 면역 기능이 떨어진다. 또한 장기간 노출되면 생식 기능이 저하되며 암 발생 가능성이 커진다. 벤조피렌에의 노출을 줄이려면 고기를 굽기 전 불판을 충분히 가열한 후 고기를 굽고 숯불 가까이에서 연기를 마시지 않도록 주의하며 검게 탄 부위는 제거해야 한다.

헤테로사이클릭아민은 육류나 생선을 조리할 때 생성되는 유해성 물질로 100℃ 이하로 조리할 때는 거의 생성되지 않지만 조리 온도를 200℃에서 250℃로 올리면 3배나 많이 생긴다. 튀김이나 구이, 바비큐의 경우 대부분 높은 온도에서 조리하기 때문에 헤테로사이클릭아민류가 생성된다. 따라서 고기를 먹을 때는 양파, 마늘 등 황화합물이 들어 있는 향신료와 연잎, 올리브잎, 복분자 과육 등 항산화물이 든 소스를 첨가해 먹는 것이 좋은데 이를 통해 헤테로사이클릭아민의 생성을 억제할 수 있기 때문이다.

아크릴아미드의 형성을 최소화하기 위해서는 튀김의 경우 온도를 160℃가 넘지 않게 하고 오븐에서도 200℃를 넘지 않는 것이 좋다. 음식을 삶거나 끓여서 조리할 경우 120℃보다 낮은 온도에서 조리해야 한다. 감자는 냉장고에 넣지 말고, 8℃ 이상의 서늘한 곳에 보관하며 황금색 정도로 튀기거나 굽고, 갈색으로 변하지 않게 조리하는 것이 좋다. 감자튀김을 할 때 물과 식초를 1대 1의 비율로 만든 식초물에 감자를 15분간 담근 뒤 조리하면 아크릴아미드의 발생을 줄일 수 있다. 또한 코팅이 벗겨진 프라이팬에서 조리하면 과불화화합물PFOA이라는 발암물질이 생성되기 때문에 사용하지 말아야겠다.

건강한 조리방법으로 바꿔보자

그렇다면 건강한 조리법은 무엇일까? 가급적 유기농 재료를 사용하는 것도 중요하지만 조리법을 저염과 저지방, 저당분으로 바꿔보자. 그리고 화학조미료 대신 멸치나 다시마, 새우, 표고버섯 등을 갈아서 만든 천연조미료를 사용하자. 또한 소금 대신 마늘, 생강,

파 등의 향신료나 식초와 레몬으로 맛을 내자. 음식의 간은 반드시 먼저 맛을 본 뒤 식은 후나 먹기 전에 한다. 발암물질을 최소한으로 줄이기 위해서는 숯불구이와 같은 직화구이는 피하고 구이보다는 삶거나 찌는 것이 좋다. 생선도 기름에 튀기거나 굽기보다는 찜으로 먹는 것이 좋다. 우리가 즐겨 먹는 김밥이나 샌드위치, 부대찌개에 들어 있는 햄이나 소시지도 끓는 물에 데친 후 조리하면 발암물질의 원인이 되는 아질산나트륨을 상당수 줄일 수 있다. 칼로리가 높아 비만의 위험이 있는 튀김은 삼가고 육류를 섭취할 때는 파나 깻잎 등 채소와 함께 먹도록 한다. 음식은 지나치게 높은 온도에서 조리하는 것보다 저온에서 짧게 조리하도록 한다.

어떻게 조리된 음식을 먹느냐에 따라 많은 질병을 예방할 수 있다. 하루 세끼 짠맛을 줄이고 칼로리와 지방을 낮춰 몸의 면역력을 높이는 건강한 조리법으로 바꾸면 몸에 좋고 맛있는 밥상이 될 것이다.

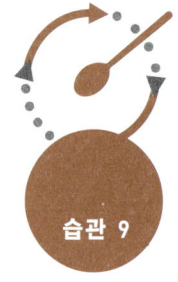

습관 9

소식이

내 몸을
살린다

아무리 몸에 좋은 것도 지나치면 병이 된다. 먹을 것이 부족했던 과거와 달리 요즘은 먹을거리가 넘쳐나 영양 과잉 섭취로 인한 고혈압, 당뇨, 높은 콜레스테롤, 비만 등의 만성 질환 환자가 빠르게 늘어나고 있다. 몸에 좋다고 무턱대고 먹다 보면 오히려 영양 과잉 상태를 초래하고 영양 불균형을 불러일으켜 질병으로 발전할 수 있다.

많이 먹는 습관이 병을 부른다

지나치게 영양을 많이 섭취해 문제가 되는 현대인의 질병을 예방하려면 우선 식습관부터 점검해볼 필요가 있다. 필요 이상의 음식을 무의식적으로 먹거나 시간에 쫓기듯 허겁지겁 빨리 먹다 보면 많이 먹게 되고, 움직이지 않으면 이른바 나잇살이 찐다. 특히 중년 이후엔 성장호르몬을 비롯한 여러 호르몬 분비와 기초대사량이 감소하기 때문에 운동하지 않고 과식이나 폭식을 반복적으로 하면 내장지방이 쌓여 복부 비만이 된다.

기초대사량은 체온 유지 및 호흡, 심장박동 등 생명을 유지하는 데 필요한 최소량의 에너지로, 기초대사량이 낮아지면 근육량이 줄어들면서 같은 양의 음식을 먹더라도 사용하는 에너지가 적어지방이 쉽게 쌓이게 된다. 그렇다 보니 팔다리가 가는 사람도 배가 볼록 나오는 것이다. 복부 비만은 고혈압, 당뇨, 협심증 같은 심혈관질환을 일으킬 수 있다. 여성의 경우 여성호르몬인 에스트로겐이 줄어들면 지방세포의 분포가 엉덩이나 허벅지, 복부로 이동해 살이 더 쉽게 찌고 군살이 붙는다.

과식보다는 배고픔을 즐겨라

중년 이후에는 부족한 것을 더 먹는 것도 중요하지만 건강을 위협하는 나잇살이 찌지 않도록 먹는 것을 줄여야 한다. 적게 먹으면 탄수화물 섭취가 줄고 몸에 지방이 축적되는 것을 예방하게 되어 나잇살이 빠지고 면역력도 높아진다. 평소 섭취하는 양에서 하루 500~1,000kcal 정도를 덜 섭취하되 고단백·저칼로리·저염식 식단으로 먹는 습관을 들이자. 소식은 하루 세 끼 식사를 규칙적으로 거르지 않고 먹되 무조건 적게 먹는 것이 아니라 음식을 골고루 내 몸에 꼭 필요한 정도의 열량만큼만 먹는 것이다. 연구결과 우리나라 장수하는 사람들의 공통점은 과식하지 않는 식습관과 비만이 없는 것이라고 한다.

식사량을 부족한 듯 먹고 식사시간을 적어도 20분 이상 걸리도록 천천히 먹으면 포만중추가 자극되어 적은 양으로도 포만감을 느끼게 되고 지방과 콜레스테롤이 감소하는 효과가 있다. 소식을 한다고 먹는 양을 갑자기 줄이거나 무리하게 단식을 하고 잘못된 방법으로 다이어트를 하면 오히려 기초대사량이 낮아지고 근육이 줄어들게 된다. 또 먹는 양을 줄이면서 포만감을 높이기 위해 과다하게 단백질 위주로 식단을 짤 경우 신장질환 등의 발생률이 증가하고 콜레스테롤 수치가 높아질 수 있기 때문에 주의해야 한다.

소식을 실천하기 위해서는 수분 섭취가 중요하다. 물이 부족할 경우 갈증을 배고픔으로 착각하여 과식할 수 있다. 과식을 예방하려면 처음부터 밥을 반 덜어놓고 먹고, 작은 그릇을 이용하여 음식을 담는다. 또한 남은 음식은 과감히 버리고 배가 부를 때까지 먹지 않도록 한다. 패스트푸드와 탄산음료를 포함한 가공식품을 피하고 정제하지 않은 곡류와 식이섬유, 과일과 채소 등을 골고루 섭취한다.

나이가 들수록 먹는 것을 줄이는 것이 건강의 첫걸음이다. 음식물에서 영양분을 흡수해 몸속 에너지로 사용하는 과정인 신진대사가 저하되기 때문에 끼니마다 조금 배고픔을 느낄 정도로 적게 먹는 습관을 가지면 나잇살로 인한 복부 비만이나 생활습관병이라 불리는 대사증후군 역시 예방, 치료할 수 있다. 먹을 것이 넘쳐나는 영양 과잉 시대에 질병의 근원인 과식과 비만에서 벗어나 소식과 운동으로 건강한 생활을 유지하도록 하자.

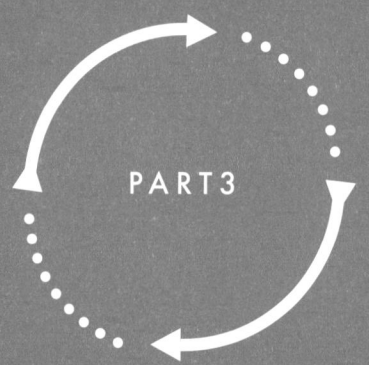

PART3

중년에게 맞는
운동법은 따로 있다

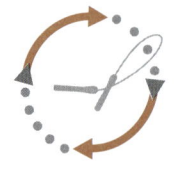

운동습관만 잘 들이면

다섯 살 더 젊어진다

현대인의 많은 질병은 너무 움직이지 않아서 생긴다. 건강하게 오래 살기 위해서 운동의 중요성은 새삼 강조할 필요가 없다. 하지만 몸에 좋다고 무턱대고 무리하게 운동을 하거나 잘못 알려진 방법으로 하면 오히려 건강을 해칠 수도 있다.

올바른 중년 운동법은 자신의 체력과 몸 상태에 맞게 꾸준히 하는 것이다. 조깅, 자전거, 스트레칭 등의 유산소 운동과 팔굽혀 펴기나 웨이트 트레이닝 등의 근육 운동을 함께하면 근육량이 늘고, 골밀도가 높아져 골다공증 예방에 효과가 있다. 따로 시간을 내어 운동하기 힘들다면 일상생활에서 TV를 보며 스트레칭을 하거나 엘리베이터보다는 계단으로 오르내리고 가까운 거리는 걷는 등 틈틈이 움직여주는 것이 좋다. 이를 NEAT$_{\text{Nonexercise activity thermogenesis}}$ 운동법이라고 한다. 이는 비(非)운동성 활동성 에너지 소모를 뜻하는데 운동이 아닌 일상 활동을 통해 에너지를 사용하는 것이다.

최근 호주 시드니대 연구팀에서 분석한 '사망확률을 높이는 나쁜 생활습관'을 보면 활동량이 적은 사람은 움직임이 많은 사람에 비해 조기 사망할 확률이 3배 높은 것으로 나타났다. 최대한 몸을 움직이고 활동하는 올바른 생활습관이 면역력을 높이고 병을 예방하는 지름길임을 알 수 있다. 나이가 들수록 몸을 움직여 몸의 퇴행을 막아야 한다. 한 연구에서는 "노인이 활동적으로 몸을 움직여 매일 287kcal를 소비하면 더 오래 살 가능성이 68% 높아진다"고 한다.

바른 자세로 걷는 것도
운동이 된다

그렇다면 건강을 위해서 어떤 운동습관이 필요할까. 처음에는 조깅이나 빠르게 걷기, 수영, 자전거 타기와 같은 유산소 운동이 강도가 높지 않아 비교적 쉽게 할 수 있다. 특히 중년 이후에는 심장과 뼈, 그리고 심폐기능을 증진하는 유산소 운동이 좋다.

걷기는 부상 위험이 다른 운동보다 적으면서 누구든 할 수 있는 좋은 운동이다. 당뇨병을 예방하고 혈압 정상화와 살을 빼는 데 효능이 탁월하다. 걷기 운동을 할 때는 허리와 등을 똑바로 펴고 턱을 약간 당긴 자세에서 시선은 전방 10~15cm를 바라보며 걷는다. 걸을 때는 발뒤꿈치에서 발 중앙, 발끝 순으로 힘을 옮겨 딛는다. 운동 중 대화가 가능하고 몸에 땀이 날 정도로 하되 근육의 밀도를 높이고 뼈를 강화하기 위해서는 근력 운동이라 불리는 무산소 운동을 병행하는 것이 좋다.

신진대사가 활성화되는 근력 운동을 위해서는 자신의 체중을 이용하는 팔굽혀펴기나 윗몸일으키기, 스쿼트 등에 도전해보자. 여기에 익숙해지면 기구를 이용해 웨이트 트레이닝을 하는 것이 효과적이다. 강도는 처음부터 너무 무리하지 말고 보통보다 약간 가벼운 정도로 최소 20분 이상, 일주일에 3일 이상 하는 것이 좋다.

근력강화 운동은 약간 힘이 들어야 효과를 볼 수 있다.

그렇다고 운동을 무조건 자주, 장시간 할수록 좋은 것은 아니다. 천천히 1시간 하는 것보다는 쉬지 않고 30분 정도의 짧은 시간에 고강도로 하는 것이 더욱 효과적이다. 매일 같은 운동을 계속 반복하는 것 역시 몸이 그 운동에 익숙해지기 때문에 바람직하지 않다. 운동 방식을 바꿔가며 몸에 긴장과 자극을 줘야 한다.

중년의 과도한 운동은 그 부작용도 많다. 따라서 몸에 무리를 주지 않으면서 효과적이고 안전한 운동을 위해 미리 자신의 몸 상태를 점검하고, 운동량이나 시간과 강도를 적절히 조절해야 한다.

과체중이라면 감량 목표를 정한다. 운동 전후에는 반드시 5~10분간 스트레칭으로 몸의 긴장을 충분히 풀어줘야 운동 시 발생할 수 있는 여러 가지 부상을 예방할 수 있다. 또 스트레칭은 혈액순환을 활발하게 해 운동효과를 높이는 데 도움이 된다.

운동의 효과
제대로 알아보자

운동 효과를 보려면 자신에게 알맞은 운동을 매일 규칙적으로 해야 한다. 운동이 생활화되면 면역 세포의 기능을 향상시키고 스트레스도 해소할 수 있다. 운동이 좋다는 건 모두 알지만 구체적인 효과를 알면 운동의 필요성을 느낄 수밖에 없을 것이다.

- 육체적·정신적 참을성과 강인함을 길러준다.
- 신체적인 균형과 우아함을 더해준다.
- 만성 피로, 만성 긴장, 퇴행성 질환 유발 요소를 줄여준다.
- 혈액순환을 좋게 한다.
- 적혈구가 증가한다.
- 스트레스를 받았을 때 필요한 혈액을 잘 분배하게 한다.
- 스트레스를 받았을 때 나오는 아드레날린을 감소시킨다.
- 긴장하고 피로할 때 생기는 젖산의 생성을 감소시킨다.
- 필요할 때 심장이 충분히 혈액을 공급할 수 있게 한다.
- 폐활량이 증가한다.
- 혈중 콜레스테롤이 감소한다.
- 혈액응고 기능을 하는 섬유소, 단백질이 감소한다.

고령화 시대에 병 없이 장수하는 비결은 건강한 생활습관에 달려 있다. 하루 최소 15~20분 걷기나 스트레칭이라도 매일 꾸준히 실천하면 건강을 유지하는 데 도움을 받을 수 있다.

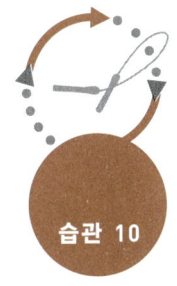

습관 10

새벽운동은

~~~~~~~~~~

독이
될 수도 있다

새벽에 운동하는 사람들이 제법 많다. 낮에는 도저히 시간을 낼 수 없어 새벽에 시간을 내 운동하는 직장인들도 많고, 아침잠이 없는 노인들 중에서도 새벽에 운동하는 분들이 적지 않다. 하루가 시작되기 전 상쾌한 새벽 공기를 맞으면서 운동하는 묘미는 분명히 있지만 새벽운동에는 여러 위험이 따른다.

특히 아침저녁으로 일교차가 커지는 환절기에는 몸의 면역력이 약해지기 쉽다. 그때는 몸에 피로가 쌓이지 않게 무리한 운동이나 일을 하지 않도록 조심해야 한다. 이럴 때 하루 중 기온이 가장 낮은 시간인 새벽이나 추운 아침에는 고혈압, 당뇨 등의 질환이나 심근경색, 뇌경색, 협심증 등 심장질환이 있는 사람은 가급적 운동을 하지 않는 것이 좋다. 따뜻한 방에 있다가 갑자기 찬 공기에 노출되면 혈관이 급격히 수축하면서 혈압이 올라가 심장에 부담이 생기기 때문이다.

당뇨 환자 역시 공복에 하는 아침 운동은 저혈당의 위험을 증가시킬 수 있다. 또한 건조하고 찬 공기에 체온이 정상보다 낮아지는 저체온증이 생길 수도 있고 천식을 악화시키는 데다 인체에 유해한 대기 오염물질이 심하기 때문에 새벽운동은 건강에 오히려 해롭다.

아침운동을 할 때 평소와 달리 가슴 부위가 답답하거나 통증, 호흡 곤란 증세 등이 느껴지면 즉시 응급의료기관을 찾는 것이 좋다. 또 기온이 낮아지면 근육과 혈관이 수축되면서 요통의 원인이 되기도 하고 경직된 근육은 가벼운 움직임에도 쉽게 손상을 입을 수 있다. 또 새벽에는 관절 부위의 유연성이 떨어지면서 쉽게 넘어지거나 혈액 순환이 원활하지 않아 관절 통증이 심해질 수 있기 때문에 과격한 운동은 절대 하지 않는 것이 좋다.

운동하기 좋은 시간
아침 10시

새벽운동이 위험하다면 운동을 언제 하는 게 좋을까? 운동은 몸이 기온에 충분히 적응할 수 있는 시간에 하는 것이 좋다. 잠을 자는 동안에는 우리 몸도 잠을 잔다. 신체 각 기관도 잠을 자고, 신경이나 세포도 잠을 잔다. 따라서 잠에서 깨었다고 해도 잠자던 우리 몸이 바로 깨어나지는 않는다. 원래 우리 몸은 외부의 변화에 잘 적응하도록 되어 있지만 일어난 직후에는 기온 변화에 잘 적응하지 못한다.

일반적으로 오전 10시 이후는 되어야 우리 몸이 완전히 워밍업을 마치고 정상가동할 채비를 한다. 따라서 최소 10시 이후나 오후 2~4시에 운동하는 것이 좋다. 기온 변화에 잘 적응하지 못하는 노인분이라면 특히 더 하루 중 기온이 가장 따뜻한 오후에 운동하는 것이 안전하다. 점심식사 후 소화도 시킬 겸 따뜻한 햇살을 받으며 가볍게 산책하거나 운동하는 정도면 충분하다.

직장인이라면 10시 이후나 오후 2~4시는 한창 바쁠 때라 시간을 내기가 어려울 것이다. 그렇다면 조금 이른 저녁식사를 하고 식후 1시간 무렵에 운동을 하자. 하루 일과를 끝내고 운동을 하는 것이 쉽지는 않겠지만 새벽에 무리하게 운동하는 것보다는 훨씬 건강을 지키는 데 도움이 된다.

추운 날씨에는
준비 운동을 철저히

날씨가 쌀쌀해지면 나가기 귀찮아 실내에서 생활하는 시간이 늘고, 운동량이 줄어든다. 이때 살이 찌기 쉬우니 건강관리에 신경 써야 한다. 특히 40~50대의 중년층은 관절 노화가 시작되는 시기로 자연스레 관절과 관절 주위의 근육이 약해진다. 거기에 추운 날씨로 혈관이 수축하면 관절 주위의 통증으로 나타날 수 있고, 운동을 하더라도 쉽게 지치고 통증과 뻐근함이 심해진다. 게다가 기초대사량은 조금씩 줄어드는 반면 식사량은 늘어 비만으로 발전할 확률이 높아진다. 체중이 1kg 증가하면 무릎에 가해지는 압력은 3kg 이상이므로 살이 찔수록 관절에 실리는 부하는 커질 수밖에 없다.

따라서 적절한 운동으로 표준체중을 유지할 필요가 있다. 관절염 환자들은 날씨가 추워지면 통증 때문에 움직이는 것을 더욱 꺼리게 되는데 이때 아프다고 움직이지 않으면 근력이 약해져 관절염이 더 악화될 가능성이 높아진다. 관절에 무리를 주지 않는 유연성 운동을 꾸준히 하는 것이 좋다. 단기간에 효과를 보기 위해 진행하는 무리한 운동 또한 부상의 가능성을 높일 수 있으니 자신의 몸 상태에 맞게 운동하는 것이 중요하다.

기온이 낮아지는 겨울철에는 날씨가 건조해져 호흡기나 기관지 등이 감염되기 쉽다. 평소 해오던 운동은 빼먹지 말고 약한 강도로 운동 시간을 길게 꾸준히 하면서 몸의 면역력을 키워야 한다. 그러기 위해서는 우선 운동을 시작하기 전 실내에서 5~10분 스트레칭 등으로 가볍게 몸을 풀어주고 혈액의 흐름을 촉진해 근육의 긴장을 완화시킨 다음 다시 바깥에서 5~10분 정도 준비 운동을 철저히 해야 부상이나 사고를 방지할 수 있다.

강도가 센 운동보다는 걷기나 약한 강도의 가벼운 조깅, 실내 자전거 타기 등과 같은 관절이나 척추에 큰 무리를 주지 않는 운동을 해주는 것이 좋다. 날씨가 너무 추울 때나 길이 미끄러울 때는 외부 운동보다는 자신의 몸 상태에 맞는 실내 자전거나 러닝머신 등의 실내 운동이나 실내 수영 및 팔굽혀펴기, 앉았다 일어서기, 윗몸일으키기와 웨이트 운동 등을 통해 근육량과 근력을 키우는 운동이 도움이 될 수 있다.

야외에서 운동을 하고 싶다면 추위에 체온을 빼앗기지 않도록 귀까지 덮는 모자와 장갑, 목도리, 따뜻한 옷으로 보온에 신경 써야 한다. 운동 중에 땀을 많이 흘리면 체온이 떨어지기 때문에 땀이 잘 흡수되고 통풍이 잘되는 얇은 옷으로 여러 벌 껴입고 운동하는 것이 좋다. 차가운 날씨에는 외부에 노출된 귀, 얼굴, 발 등에 동상이나 저체온증이 생기지 않도록 각별히 주의해야 한다.

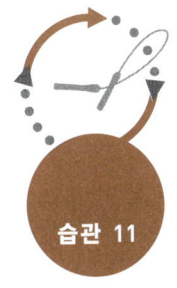

습관 11

나에게 맞는 유산소 운동을 찾아라

40대가 되면 팔뚝이나 아랫배, 엉덩이 등 몸에 군살이 붙어 체형의 변화가 조금씩 시작된다. 나잇살이 찌는 것이다. 운동을 하지 않고 다이어트만 해도 나잇살은 좀처럼 빠지지 않는다. 매일 운동하는 사람과 하지 않는 사람은 차이가 클 수밖에 없다. 몸의 노화를 지연시켜주는 데는 운동만큼 효과적인 것이 없다.

중년 이후에는 특히 유연성이나 근력, 심폐지구력을 증진하는 운동이 좋다. 걷기, 달리기, 수영, 자전거 타기, 마라톤 같은 유산소 운동이 제격이다. 유산소 운동은 몸 안에 최대한 많은 양의 산소를 공급시킴으로써 심장과 폐를 튼튼하게 하며 혈액 순환과 혈관 기능을 향상시키고 비만과 고혈압이나 동맥경화, 고지혈증, 당뇨병, 심장순환계 질환을 예방하는 데도 매우 효과적이다. 또한 알츠하이머, 파킨슨병 같은 퇴행성 뇌질환의 발병 위험도 낮춘다.

하지만 아무리 몸에 좋은 유산소 운동도 잘못된 방법으로 하면 오히려 해가 될 수 있다. 운동을 시작하기로 이제 막 마음먹었다면 처음에는 격렬한 운동보다는 낮은 강도의 걷기, 달리기, 수영, 자전거 타기 등이 좋다. 다른 사람이 하니까 한다거나 남한테 보이기 위한 운동이 아니라 몸에 무리가 적은 운동으로 시작하여 자신의 몸 상태에 맞고 좋아하는 운동을 선택해야 꾸준히 할 수 있다.

내가 재미있게 할 수 있는
유산소 운동 고르기

유산소 운동의 종류는 다양하다. 산책, 걷기, 달리기, 수영, 자전거 타기, 마라톤 모두 유산소 운동에 포함된다. 몸에 무리가 가지 않고 누구나 쉽게 할 수 있는 유산소 운동은 산책이나 걷기 등이지만 꼭 이 운동일 필요는 없다. <u>어떤 유산소 운동이든 자기에게 맞는 운동을 선택하는 것이 중요하다. 그래야 재미있게 지치지 않고 꾸준히 할 수 있기 때문이다.</u>

수영은 관절에 부담을 주지 않으면서도 심폐기능과 지구력을 향상시켜주는 좋은 유산소 운동으로 알려져 있다. 하지만 물을 별로 좋아하지 않는 사람이 수영이 몸에 좋다고 억지로 수영을 한다면 얼마 가지 않아 포기할 가능성이 크다.

똑같은 걷기나 자전거 타기를 해도 어떤 사람은 야외에서 하는 것을 즐기고, 어떤 사람은 실내에서 하는 것을 좋아한다. 정답은 없다. 답답한 실내에서 운동하는 것보다 탁 트인 공간에서 시원한 공기를 마시며 운동하는 것이 더 효과적이라고 말하는 사람들도 있지만 운동의 효과도 꾸준히 할 때 얻을 수 있는 것이다. 자기에게 맞는, 좋아하는 운동을 선택해야 하는 이유도 여기에 있다.

유산소 운동을 하는 기술

운동을 시작하기 전에는 꼭 스트레칭과 가벼운 유산소 운동을 통해 근육을 따뜻하게 만들어 부상을 예방해야 한다. 운동은 최소 1주일에 3회 정도 해야 몸에 무리를 주지 않으면서 운동의 효과를 얻을 수 있다. 어느 정도 운동을 통해 몸이 적응되면 운동의 강도와 시간, 횟수를 점진적으로 늘려가는 것이 좋다. 운동은 옆 사람과 말할 수 있을 정도의 호흡을 유지하면서 적어도 15~20분 동안 지속해야 한다. 체력이 향상되면 40~60분 정도로 운동 시간을 늘린다. 운동 중에 가슴이 답답하거나 숨이 차고 근육이 쑤시고 아프거나 그 밖의 이상이 느껴지면 운동을 중지하고 안정을 취하도록 하자.

초보자나 중년 이후의 성인들은 강도 높은 운동보다는 중간 정도의 강도에서 운동 시간을 길게 하는 것이 좋다. 일반적인 운동 강도는 최대 맥박수의 65~75% 정도를 유지하는 것이다. 40세인 경우 1분에 126회 맥박이 되도록 해야 신체에 무리를 주지 않고 효과적으로 운동을 즐길 수 있다. 운동을 끝낸 후 1시간 이내에 피로를 느끼지 않을 정도의 운동 시간과 강도를 설정해야 한다.

중년의 운동이 아무리 몸에 좋다고 해도 자신의 몸 상태에 맞지 않는 무리한 운동을 하면 사고나 부상으로 이어질 수 있으니 각별히 주의하자. 이를테면 비만인 사람이 처음부터 살을 빼겠다고 무작정 조깅이나 웨이트 트레이닝을 하면 관절염이나 고혈압에 걸릴 위험이 있다.

많은 사람들이 건강을 위해 쉽게 시작하는 달리기나 마라톤도 체력적인 부담이 크고 무릎에 자극이 많이 가기 때문에 운동이 익숙하지 않거나 심장질환이나 당뇨병, 고혈압 등 만성 질환이 있으면 사전에 의사의 진단을 받는 것이 좋다. 경쟁적으로 무리하게 달리거나 갑작스럽게 빨리 뛸 경우 심장마비 등으로 목숨을 잃을 수도 있다. 걷기는 체중의 1.5배의 무게가 발에 실리는 반면 달리기는 무려 3배나 되기 때문에 발목이나 무릎, 허리에 부상을 당하기도 쉽다. 처음부터 너무 욕심을 부리지 말고 빨리 걷기 등으로 꾸준히 운동을 한 후 서서히 운동의 강도를 높여나가자.

무리하거나 잘못된 방법으로 자주, 오랜 시간 하는 운동은 오히려 건강을 해친다. 일상생활에서 각자의 체력과 건강 상태에 맞는 운동을 하는 것이 운동 효과를 높인다. 운동에도 정기적인 검진과 처방이 필요하다.

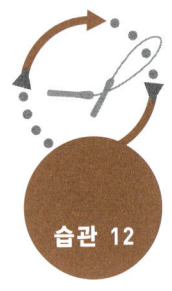

습관 12

중년에게

하체 근력 운동은 필수다

"유산소 운동은 그럭저럭 하겠는데, 근력 운동은 영 못하겠어요."

여성들은 말할 것도 없고 남성들 중에서도 이런 이야기를 하는 분들이 많다. 사실 유산소 운동보다 근력 운동이 더 어렵기는 하다. 유산소 운동에 비해 근력 운동은 정확한 방법으로 하지 않으면 효과를 보기도 어렵고 자칫 하면 다치기도 쉽기 때문이다.

하지만 중년에게 있어 근력 운동은 선택이 아닌 필수다. 중년 이후 건강은 근력에 달려 있다고 해도 과언이 아니다. 근력은 근육의 양이 좌우하는데, 근육량은 30세를 전후해 줄어들기 시작한다. 노화에 따른 호르몬 감소 때문이다. 일반적으로 50세 이후 근육은 매년 1~2% 감소하고, 10년이면 평균 4kg 정도 감소하는 것으로 알려졌다. 65세엔 약 25~35% 정도가 감소하고 80세엔 40% 이상 감소하면서 기력이 떨어진다. 이처럼 근육의 양은 나이가 들면서 줄어들기 때문에 근력 운동을 해줘야 한다.

근육은
건강의 원천

근육이 줄면 근력만 떨어지는 것이 아니다. 근육이 있던 자리에 지방이 채워져 같은 양의 음식을 먹어도 살이 쉽게 찌는 몸으로 변하게 되고 건강에도 악영향을 미친다. 뼈가 약해지고 면역력이 떨어지며 고지혈증과 당뇨, 지방간이 생길 가능성이 4배까지 높아지는 것이다.

지방간의 원인인 비만이나 만성 질환과 상관없이 근감소증이 나타난 사람은 비알코올성 지방간 발생비율이 1.55~4배 늘어났다. 비알코올성 지방간은 음주 여부와 관계없이 나타나는 지방간으로, 지방성 간염으로 발전해 만성 간염이나 간경변으로 진행될 수 있다. 근감소증을 겪지 않는 비만 환자군이 운동을 하면 지방간 발생비율이 46%이지만, 운동을 하지 않으면 55%인 것으로 나타났다.

이렇게 근육이 감소하고 살이 찌면 관절에도 무리가 가기 마련이다. 40~50대 중년층은 관절 노화가 본격적으로 시작되는 시기다. 특히 중년 여성은 나이가 들면서 늘어나는 체중으로 인한 퇴행성 관절염 발생률이 높다. 근력이 줄면 걷고 계단을 오르는 등 일상생활에도 어려움을 겪는다. 뿐만 아니라 쉽게 넘어지거나 떨어져서 다칠 확률이 높다. 우리나라 65세 이상 인구 3명 중 1명 정도가 낙상을 경험한 적이 있을 정도다.

상체보다는
하체 근력 운동 필요

나이가 들면서 어쩔 수 없이 줄어드는 근육을 보충할 수 있는 가장 좋은 방법은 근력 운동을 하는 것이다. 근육을 만드는 데 도움이 되는 단백질을 섭취하는 것도 중요하지만 그것만으로는 역부족이다. 지방은 나이가 들면서 저절로 늘어나지만 근육은 근력 운동을 꾸준히 해야 늘어난다.

<u>근력 운동은 근력을 강화시키고 관절의 유연성을 높여 골밀도가 높아지고 골다공증을 예방하는 데 효과가 있다.</u> 평소 바른 자세를 유지하고 근력을 꾸준히 키워야 부상을 방지하고 퇴행성 무릎관절염의 발병을 줄일 수 있다. 근육을 적절히 사용하는 운동은 우리 몸의 신진대사를 활발하게 하고 혈액순환을 도와서 피로감, 무기력증을 극복하는 데 도움이 된다.

신체의 유연성 증진과 근력 유지에 도움이 되는 운동은 체조나 스트레칭, 수영 등 어깨 및 고관절 부위의 회전운동 등 큰 근육이 사용되는 운동이 적절하다. 낮은 강도로 하는 근력 운동은 도움이 되지 않는다. 짧은 시간에 근력 운동을 하는 것이 칼로리 소모 효과가 좋다. 근력을 키우면 운동을 하지 않을 때에도 그 근육을 유지하기 위해 칼로리를 소모시키기 때문이다.

중년에는 상체보다는 몸의 중심을 바로잡는 기립근과 엉덩이, 허벅지 근육을 키우는 게 중요하다. 특히 허벅지 앞뒤에 대퇴사두근과 대퇴이두근이라는 큰 근육이 있기 때문에 허벅지 위주로 하는 게 좋다. 신체 유연성과 균형성을 높이는 스쿼트는 허벅지가 무릎과 수평이 될 때까지 앉았다 섰다 하는 동작으로, 가장 기본적인 하체 운동이다. 이런 스쿼트 운동은 허리와 엉덩이, 무릎 그리고 발목 부상을 예방하는 데 도움이 된다.

또한 엎드려팔굽혀펴기는 상체와 다리, 신체 중심부를 모두 사용해야 하는 전신 운동으로 근육 발달에 효과적이다. 플랭크는 몸의 무게중심을 이루는 복부, 등, 골반 근육인 코어 근육을 집중적으로 강화하는 대표적인 운동이다. 코어 근육을 단단하게 잡아야 몸의 안정성이 증가하고 몸의 비례가 보기 좋게 균형을 이루게 된다.

근력이 약하면 신체 노화가 빨리 진행되니 나이가 들수록 운동을 습관화해야 한다. 꾸준히 근육을 강화시켜서 미끄러지거나 넘어지면서 발생하는 부상을 방지하도록 하자.

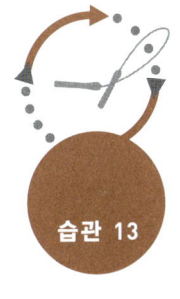

습관 13

조금씩 매일,

운동습관 길들이기

현대인들은 바쁜 업무로 평소 운동할 짬조차 내기 쉽지 않다. 그러다 보니 주말이나 연휴에 운동을 몰아서 하는 사람들이 있다. 주말에 하루 종일 야외에서 자전거를 타거나 헬스클럽에서 아침부터 밤까지 운동에 집중한다.

아예 운동을 하지 않는 것보다는 몰아서라도 운동을 하는 것이 건강에 도움된다고 생각할 수도 있지만 꼭 그렇지만은 않다. 아무리 몸에 좋은 음식도 한꺼번에 먹으면 탈이 나기 쉽다. 운동도 그렇다. 몸에 좋은 운동이라도 한꺼번에 몰아서 하면 몸에 무리를 줘 오히려 건강을 해칠 수 있다.

과도한 운동은
오히려 스트레스

몸이 피곤해 솜처럼 늘어져도 운동을 하고 난 뒤 몸이 개운해지는 경험을 해본 적이 있을 것이다. 땀까지 흘릴 정도면 더 말할 것도 없다. 확실히 적당한 운동은 피로를 회복하는 데 도움이 된다. 그도 그럴 것이 운동을 하면 혈액순환이 잘되고, 몸에 쌓인 노폐물이 땀으로 배출이 되니 개운한 느낌이 들 수밖에 없다. 게다가 운동을 하면 모르핀보다도 진통효과가 강력한 엔도르핀이 분비돼 통증을 잊고 기분이 좋아진다.

하지만 이 또한 어디까지나 적당한 운동을 했을 때의 얘기다. 운동을 너무 과하게 하면 엔도르핀이 아니라 젖산이라는 피로 물질이 분비돼 심한 피로를 느끼게 된다. 흔히 젖산은 근력 운동과 같은 무산소 운동을 할 때만 생성된다고 아는 사람들이 있는데 그렇지 않다. 유산소 운동도 너무 강도 높게 하면 젖산이 쌓인다. 유산소 운동으로 에너지를 소모하는 속도보다 근육에 젖산이 쌓이는 속도가 더 빨라서 피로를 느끼게 되는 것이다. 일반적으로 최대심박수의 85% 이상의 강도로 유산소 운동을 하면 젖산이 쌓인다.

젖산이 쌓이지 않게 하려면 운동하는 중간중간 적당한 휴식을 취해야 한다. 일주일에 서너 번씩 나누어 운동을 할 때도 적절한 휴식을 취하면서 운동하는 것이 좋다. 불가피하게 주말에 몰아서 운동을 할 때는 더더욱 적당한 휴식을 취해야 한다. 무조건 운동을 많이 하면 몸이 건강해질 것이라 착각하고 무리하면 근육에 젖산이 많이 쌓여 피로가 심해지고, 그로 인해 스트레스도 많이 쌓일 것이다.

몰아서 하는 운동은 무릎에 치명적

한꺼번에 몰아서 운동할 때 가장 큰 타격을 입을 수 있는 부위가 무릎이다. 평소 운동을 하지 않아 관절이나 근력이 약한 상태에서 살을 빼기 위해 갑자기 달리기를 한다든지 주말 등산이나 마라톤 등 과한 운동을 충분한 준비 없이 하면 관절에 충격이 가해지기 때문에 무릎에 크게 무리를 줄 수 있다. 특히 무릎은 우리 몸에서 가장 많은 하중과 충격을 견디는 관절로 다른 관절에 비해 체중의 영향을 많이 받는다.

대한슬관절학회는 중장년층 무릎 관절 환자가 급증한 주요 원인을 중장년층의 비만 인구가 늘고 자신의 상태를 고려하지 않은 무리한 운동 때문으로 분석하고 있다. 국내 고도비만율은 2002~2003년 2.7%에서 2012~2013년 4.2%로 크게 높아졌고, 같은 기간 무릎절골 환자도 크게 늘었기 때문이다. 따라서 비만이 무릎 관절에 부담을 줘 통증을 유발한 것으로 분석됐다.

현대인에게 가장 흔한 슬개대퇴증후군은 무릎 통증 원인의 20~40%를 차지할 정도로 주변에서 쉽게 찾아볼 수 있다. 반복된 동작이나 습관, 특정 시간대에 운동을 몰아서 할 때 관절이나 척추 등에 무리가 오는 것을 슬개대퇴증후군이라고 하며 '과사용증후군'

이라고도 한다.

부딪히거나 특별히 다친 적도 없는데 무릎이 아플 때는 슬개대퇴증후군을 의심해야 한다. 주로 달리기 초보자들이 무리하게 장거리를 달릴 때 생긴다. 달리기는 체중의 3~4배에 달하는 충격이 다리로 전달되기 때문에 무릎에 부담이 크다. 여기에 갑작스러운 무릎 사용으로 무릎 주변 근육이 경직되면서 굽히거나 뛸 때 무릎에 통증이 생기게 된다. 슬개골을 지지하는 허벅지의 근육이 약하거나 X자형 다리, 평발 등도 흔한 원인이다.

이 질환을 예방하기 위해서는 무릎 위쪽인 대퇴 사두근과 무릎 아래쪽 근육인 햄스트링, 허벅지 안쪽 근육인 대퇴 내전근 등 다리 근육을 강화시키는 운동이 좋다.

그렇다면 얼마나 운동을 해야 할까. 성인과 노인의 경우 1주일에 150분 이상의 중고강도 유산소 운동이나 10분 이상의 격렬한 운동을 할 것을 권장한다. 또한 평소 적정한 체중 관리가 무엇보다 중요하며 윗몸일으키기나 팔굽혀펴기, 스쿼트 같은 근력 운동과 30분 이내의 가벼운 걷기 등의 운동이 좋다. 단, 무릎 통증이 느껴지면 무조건 중지해야 한다. 등산이나 마라톤 등의 운동을 위해서는 충분한 준비 운동과 허벅지 근력을 강화하는 웨이트 트레이닝 등의 근력 운동을 병행해야 한다.

관절에 무리가 가는 자세는 피하는 것이 좋다. 쪼그려 앉거나, 양반다리는 관절에 무리를 줄 수 있어 금물이다. 또 등산을 할 때는 스틱 등 적절한 장비를 사용해 하중을 분산시키는 것이 좋다. 평일에 못한 운동을 주말 등 특정 시간대에 무리해서 하기보다는 평소 30분이라도 꾸준히 운동하는 습관을 기르는 것이 중요하다.

슬개대퇴증후군 자가진단 체크리스트

다음 중 2~3개 이상의 증상이 나타난다면 슬개대퇴증후군을 의심해볼 수 있다.

- ☐ 극장이나 식당, 차 안에서 장시간 앉아 있을 때 무릎을 움직이기 힘들다고 느낀다.
- ☐ 달리기, 농구, 배구, 축구 등의 운동을 할 때 통증이 심해진다.
- ☐ 계단을 내려갈 때 특히 더 아프다.
- ☐ 아침에 일어날 때 무릎을 움직이기 어렵다.
- ☐ 무릎을 구부리고 있거나 몸을 웅크리는 자세로 자고 일어나면 무릎이 딱딱하게 굳은 느낌이다.

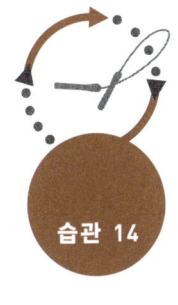

습관 14

격한 운동보다

알맞은 운동을 하자

흔히 숨이 찰 정도의 격한 운동을 해야 칼로리가 많이 소모되어 살이 빠지고 운동 효과가 있다고 생각하기 쉽다. 하지만 운동이 몸에 좋다는 생각만으로 힘들어도 참으며 했던 격한 운동이 중년 이후부터는 건강에 오히려 해로운 경우가 많다.

평소 운동을 하지 않던 사람이 의욕만 앞서 처음부터 자신의 신체 능력에 맞지 않는 강도 높은 운동을 하게 되면 운동 효과보다 무릎 연골 손상이나 척추 염좌 등의 부상 위험이 높다. 자신의 체력을 생각하지 않고 바빠서 운동할 시간적인 여유가 없다는 생각에 한 번 할 때 온몸이 뻐근하고 아플 정도로 무리를 하는 경우도 있다. 젊을 때부터 운동을 해서 건강에 자신했던 사람도 중년에 무리한 운동을 하면 노인성 질환으로 생각했던 고관절질환이나 어깨근육의 노화로 인한 퇴행성 질환인 회전근개 파열 등 운동 부작용이 나타날 수 있다. 또한 격한 운동은 몸에 유해한 활성산소를 많이 발생시켜 몸의 노화를 촉진하고, 신체 기능을 저하시켜 질병의 원인이 되기 때문에 피하는 것이 좋다.

중년에는 운동량과 시간, 횟수 등을 조절하지 않으면 작은 질환을 큰 병으로 키울 수 있다. 운동을 하는 중이나 운동 후 관절에 통증이 느껴지면 운동을 중단하고 다른 종목으로 바꾸는 것이 좋다.

중년에 처음 운동을
시작하게 되었다면

중년의 나이에 운동을 처음 시작하는 사람들은 자신의 최대 운동 능력의 40~50% 강도에서 출발해 서서히 높여가는 것이 바람직하다. 특히 관절염이나 골다공증, 심장질환이 있는 사람은 반드시 폐활량이나 심장 상태 등 신체조건을 점검한 뒤 자신의 몸에 맞는 운동을 처방받아야 한다. 가벼운 산책이나 걷기와 같은 저강도의 유산소 운동이나 가벼운 덤벨 등을 이용하며 운동 시간을 늘리는 근력 운동이 다른 운동에 비해 활성산소 발생 억제에 도움이 된다. 강도는 낮더라도 맨손체조, 실내 자전거 타기 등 부상 위험이 적고 근력 강화에 도움이 되는 운동을 매일 해보자.

미국 듀크대학의 메디컬센터에 따르면 하루 30분씩 걷기 같은 적당한 운동이 헬스장에서 땀을 흠뻑 흘리며 하는 격한 운동보다 당뇨 및 심장병을 예방하는 데 더욱 효과적이라고 밝혔다. 혈액의 건강을 위해서는 적당한 운동이 격한 운동보다 더욱 효과적이라는 사실이 입증된 것이다.

그렇다고 너무 오래 천천히 느긋한 마음으로 설렁설렁 운동하는 것은 잘못된 운동습관이다. 50대 이상의 경우, 운동을 할 때 자신의 체력에 맞게 계획을 짜서 가볍게 땀이 날 정도로 꾸준히 지속하는 것이 중요하다. 격한 운동 전 준비 운동으로 심박수를 증가시키고 체온을 올려 혈류량을 높여줘야 무리가 없다. 따라서 운동 전후 충분한 스트레칭을 5~10분 정도 반드시 하는 것이 좋다.

또 똑같은 운동을 계속 반복하는 것보다는 몸에 자극을 주는 새로운 운동법으로 변화를 시도하는 것도 좋다. 운동하고 난 다음 날 근육통에 시달린다면 운동 후 반신욕이나 따뜻한 물로 샤워를 하고 찜질로 경직된 근육을 풀어주자. 관절 통증이나 근육통이 이틀 이상 지속된다면 무리한 운동을 한 것이므로 운동 강도를 줄이고 다시 한 번 운동습관을 살펴보도록 한다. 나이가 들면서 피할 수 없는 자신의 신체 변화를 받아들이고, 나에게 맞는 운동을 찾도록 하자.

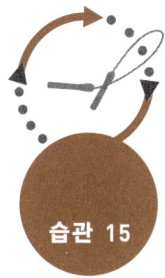

습관 15

몸 상태에 따라

운동법이 달라진다

내가 어떤 질병을 가지고 있는지, 또는 어떤 질병에 노출되어 있는지에 따라 필요한 운동법이 달라질 수 있다. 예를 들어, 고혈압, 당뇨병, 고지혈증 등 대사증후군을 예방하기 위해서는 심폐지구력과 근력을 높이는 운동을 해야 하고, 골다공증을 예방하기 위해서는 골밀도를 높여줄 수 있는 근력 운동으로 근육의 밀도를 높이고, 뼈를 강화해야 한다. 이처럼 자신의 체력과 상태에 맞는 운동을 찾아보자.

심폐지구력을 강화하기 위해서는 조깅, 계단 오르기, 수영, 에어로빅, 등산, 줄넘기 등을, 비만이나 심장질환이 있는 사람은 저항성 운동이나 강도가 높은 조깅 또는 자전거 타기 등 인체에 충격을 주는 운동은 피하는 것이 좋다. 하지만 낮은 강도로 관절에 무리가 없는 수준에서 자전거 타기나 수영은 권장되기도 한다.

적절한 운동
강도 기준

운동 강도의 기준은 최대심박수 220에서 자기 나이를 뺀 값(나의 최대심박수=220-자기 나이)에 원하는 운동 강도의 비율을 곱하면 된다. 가령 나이가 40세라면, 그 사람의 최대심박수는 180(220-

40=180)이 된다. 그리고 만일 조깅으로 심폐지구력을 향상시키기 위해 운동 강도를 80%로 설정했다면, 최대심박수 180에 80%를 곱한 144(회/분)의 심박수(현실적으로는 145 내외)가 유지되도록 조깅을 실시한다.

운동 시 유지해야 할 목표 심박수 = (최대심박수 220 - 나이)×원하는 운동 강도(%)

이처럼 최대심박수의 비율로 운동 강도를 설정하는 것이 가장 손쉬운 방법이다. 그리고 심폐지구력을 향상시킬 수 있는 운동 강도는 최대심박수의 약 70~85% 수준으로, 심폐지구력이 매우 낮은 경우 40~50% 정도의 강도가 바람직하다. 부상의 위험이 높고 강도가 높은 운동보다는 저강도 및 중강도의 운동을 지속적으로 수행하는 것이 좋다. 노약자의 경우 격렬한 몸싸움이나 승부에 지나치게 집착하는 등 경쟁적으로 운동하지 않도록 주의한다.

심폐지구력 발달을 위해서는 기본적인 근력이 뒷받침되어야 한다. 근력 강화 운동에는 굽펴기체조, 웨이트 트레이닝, 철봉이 있다. 굽펴기 체조는 팔굽혀펴기, 앉았다 일어서기, 윗몸일으키기, 다리 올렸다 내리기 등 관절을 중심으로 굽히고, 펴는 모든 동작을 말한다. 굽히고 펴는 운동은 몸을 풀어주는 효과도 있지만 근력을 증가시키고 바른 자세를 갖도록 하며 민첩성과 순발력을 높여줄 뿐만 아니라 골밀도를 높여 골다공증을 예방한다. 굽펴기 체조를 할 때는 항상 관절을 중심으로 굽히고 펴기를 실시하며 관절을 지나치게 굽히거나 같은 동작을 너무 많이 반복하지 않도록 하고 몸에 이상이 있을 경우는 동작을 바꾸거나 휴식을 취하도록 한다.

운동 초보자인 경우, 일주일에 3일, 하루 6~8회씩 3세트를 반복하고 6주 이상 하되 시간적 여유가 없는 경우에는 주요 근육들을 자극하는 1세트만 해도 효과를 볼 수 있다. 성인병이 있는 사람이 처음 운동을 시작하는 것이라면 전문의와 상담을 통해 질환에 맞는 운동을 하는 것이 좋다. 또한 고혈압이나 심장질환 등 심혈관계에 질환이 있거나 50대 이상인 경우 운동하기 전 준비 운동을 통해 갑작스러운 운동으로 발생할 수 있는 위험을 미연에 방지해야 한다.

고혈압 환자를 위한
맞춤 운동법

고혈압 환자가 규칙적으로 운동을 하면 혈압이 저하될 뿐만 아니라 혈중 중성지방 수치를 낮추고, 몸에 좋은 HDL-콜레스테롤 수치를 높인다. 그리고 체중이 줄고 고지혈증도 개선되며 심혈관질환의 위험성을 낮출 수 있다. 운동은 걷기나 조깅, 수영, 자전거 타기 등 장시간 반복적인 동작을 하는 유산소 운동이 좋다. 걷기는 30분 이상

해야 운동 효과를 볼 수 있다. 조깅 역시 고혈압에 좋은 운동이지만 자신의 체력에 맞게 걷기와 병행하는 것이 안전하다. 운동 강도가 높지 않으면서도 심장 혈관을 효과적으로 자극하는 운동인 수영은 관절에 무리를 주지 않아 비만이나 관절염 환자에게 권장된다. 러닝머신이나 골프, 등산이나 탁구 등은 고혈압에 좋은 운동이라고 할 수 있으나 운동 강도와 시간을 무리하게 하거나 경쟁적으로 진행할 경우 위험할 수 있으니 적절하게 운동 강도를 조절해야 안전하게 즐길 수 있다. 한 번에 많은 힘을 쓰거나 역기, 다이빙, 축구, 농구 등 갑작스럽게 큰 힘을 내는 운동은 혈압을 상승시키므로 피해야 한다.

효과적인 운동을 위해서는 일주일에 3~5일 정도로 꾸준히 지속하고 체력이 약할 경우는 1주일에 2일 정도만 해도 괜찮다. 운동 강도는 최대심박수의 60~80% 미만이 바람직하다. 운동을 처음 시작할 때는 20분 정도 하다가 차츰 운동의 강도와 시간, 횟수를 늘려나가는 것이 좋다. 혈압약을 복용하는 사람은 운동을 시작하기 전에 주치의와 꼭 상담하도록 하자.

고지혈증에 효과적인 운동은 운동량이 많을수록, 운동 강도가 높을수록 몸에 좋은 HDL-콜레스테롤 수치가 높아지기 때문에 최대 심장박동수의 75~85% 정도로 일주일에 120~150분가량 고강도 유산소 운동을 하는 것이 좋다.

당뇨 환자를 위한
맞춤 운동법

당뇨 환자는 달리기 같은 격렬한 운동보다 숨이 가쁘지 않을 정도의 속도로 빨리 걷거나 가볍게 뛰기, 계단 오르내리기 등 낮은 강도의 유산소 운동을 매일 규칙적으로 꾸준히 하는 것이 좋다. 그리고 일주일에 1~2회 정도는 근력 강화 운동을 병행하도록 하자. 자신이 좋아하고 흥미를 느끼는 운동으로 시작해 하루 30분, 등에 땀이 약간 나고 숨이 찰 정도인 중의 강도로 시작해 일주일에 5일 이상 운동하는 것을 목표로 조금씩 늘려나가는 것이 좋겠다.

지나치게 무리한 운동으로 땀을 너무 많이 흘리는 것은 위험하며 가벼운 산책은 30분에서 1시간, 경보라면 10~30분, 대부분의 구기 종목은 15~30분 정도가 적당하다. 운동 시간은 한꺼번에 하는 것보다는 중간에 잠시 휴식을 취하면서 반복하거나 혹은 하루에 몇 번으로 나눠서 하는 것이 더 좋다.

운동하기 좋은 시간은 식후 30분 이후부터이며 매일 일정량의 인슐린 주사나 많은 양의 경구혈당강하제를 처방받은 경우 공복에 하는 운동이나 식전 운동은 바람직하지 않다. 또한 운동 중 저혈당이 발생할 수 있으므로 사탕이나 초콜릿 등을 휴대해야 한다.

아무리 운동이 당뇨에 좋다고 해도 당뇨병 합병증이 있다면,

운동할 때 더욱 조심해야 한다. 신장 합병증이 심해 신장염이나 폐렴과 같은 급성 감염성 질환이 동반되는 경우, 시력 장애가 심한 경우, 혈관 합병증 등 심장질환이 동반되거나 호흡기질환에 의한 호흡 곤란이 있는 경우에는 운동을 제한하는 것이 좋다.

당뇨병성 신경병증이 있다면 발 관리에 주의를 기울여야 한다. 운동화는 발이 편한 제품으로 선택하고, 오랜 시간 서 있거나 발에 무리가 될 수 있는 장거리 달리기나 스키 같은 운동 종목은 피해야 한다.

운동 시간이 길어지거나 더운 날씨에 운동할 때는 탈수증이 생길 수 있으므로 충분한 수분 섭취를 해야 하며 운동 후에는 보행 수, 운동 시간, 운동 거리, 힘들지는 않았는지, 운동 전후의 혈당 수치 등을 기록하고 스스로 운동의 내용에 대해 평가한다.

호흡기질환, 뼈나 관절 질환에 좋은
맞춤 운동법

기관지질환이나 천식 같은 호흡기질환이 있으면 폐활량이 줄어들고 호흡 능력이 약하기 때문에 강도가 낮고 지속적인 걷기나 호흡근 강화에 도움이 되는 수영 등의 유산소 운동이 좋다. 상체를 주로 사용하는 팔굽혀펴기 같은 운동은 폐에 상대적으로 부담을 많이 준다. 비염이나 폐질환, 천식 환자의 경우 찬바람을 쐬지 않도록 주의하고 격렬한 운동을 하지 않도록 한다.

골다공증은 운동을 통해 골밀도가 줄어드는 속도를 늦추고, 뼈 주변 근육을 키움으로써 충격을 흡수해 뼈를 지키는 것이 필수다. 골다공증 치료와 예방을 위해서는 뼈에 무게를 싣는 체중 부하 운동이 좋다. 맨손체조, 걷기, 조깅, 달리기와 같은 유산소 운동과 가벼운 근력 운동 모두 좋다. 근력 운동은 자신의 체중을 이용하는 방법으로 하다가 익숙해지면 기구를 이용하는 웨이트 트레이닝을 하는 것이 효과적이다. 웨이트 트레이닝은 처음부터 너무 무리하게 하지 말고, 낮은 강도에서 시작하여 적응이 되면 강도를 늘려가고 휴식시간은 점차 줄여가는 것이 좋다. 근골격계를 단련하는 근력 운동의 강도는 보통보다 약간 가벼운 정도로 최소 20분 이상, 일주일에 3일 이상 꾸준히 운동하는 것이 좋다. 하루 이틀 하다가 운동을 중단하면 효과가 없어진다.

만성 요통이나 골관절염이 있으면 근력도 약하기 때문에 가장 가벼운 중량의 근력 운동으로 시작하도록 한다. 또한 고정된 자세에서 근육에 힘만 주는 등척성 운동부터 시작하고 유산소 운동을 할 때는 관절에 충격을 적게 주는 걷기나 고정식 자전거 타기, 수영 같은 운동을 권장한다. 수영은 관절을 보호해주고 유연성이나 심폐지구력 향상에 효과적이지만 디스크 등 척추질환자에게는 해가 될 수 있으므로 주의해야 한다.

무릎이 좋지 않은 관절염 환자에게 달리기나 테니스, 농구, 등산 등은 체중 충격이 커 관절에 부담을 주고 증세를 악화시키므로 피하는 것이 좋다. 운동 전에는 반드시 준비 운동을 하고 운동 후에도 정리 운동을 해줘야 부상을 예방할 수 있다. 부적절한 운동은 오히려 관절에 부담을 줄 수 있기 때문에 무리해서는 안 된다. 운동 후에 통증이 오랫동안 지속되면 운동 강도가 너무 높거나 운동량이 너무 많은 것이다. 이럴 때는 운동량과 운동 강도 조절이 필요하다.

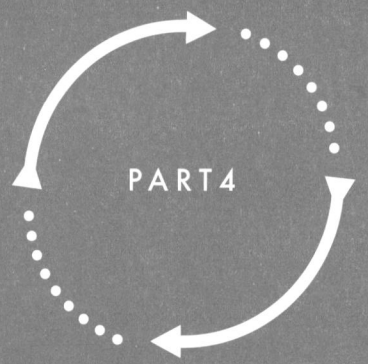

100세까지 건강을 지켜줄

나만의 생활습관

간단한 생활습관이

수명을 늘린다

한국인의 기대 수명이 2013년 기준 남성 77.2세, 여성 83.66세이지만, 실제 병으로 시름시름 앓지 않고 건강하게 살 수 있는 나이는 남성 68.26세, 여성 72.05세로 나왔다. 이는 결국 죽기 전 10년은 각종 질병에 시달리게 된다는 이야기다. 한국보건사회연구원에 따르면 2011년 기준 65세 이상 고령자는 1인당 평균 3.34개의 만성 질환을 갖고 있는 것으로 조사됐다. 또한 건강수명을 갉아먹는 만성 질환을 살펴보면 남성은 뇌졸중, 고혈압, 당뇨병, 여성은 관절염, 고혈압, 골다공증 등의 순으로 많았다.

미국 워싱턴대학 건강측정평가연구소IHME 조사에 따르면 한국인의 건강수명을 단축하는 첫째 요인은 잘못된 식습관인데, 그로 인해 단축되는 수명이 13.4개월이나 되었다. 그 다음으로는 술이 11.1개월, 담배가 9.4개월로 수명을 단축시켰고, 고혈압(7.1개월 단축), 고혈당(6.5개월 단축), 비만(5.5개월 단축), 운동 부족(5.3개월 단축), 대기오염(4.4개월 단축), 직업스트레스(2.3개월 단축)가 그 뒤를 이었다. 단일 요소로는 술과 담배 탓이 제일 컸다.

술과 담배를 하지 않는다고 해서 안심하기는 이르다. 나의 생활습관 가운데 내 몸을 건강하게 하는 습관은 무엇이고, 빨리 늙게 하는 습관은 무엇인지를 알고 건강한 생활습관을 실천해보도록 하자.

나의 생체리듬의 건강도와 노화도 체크리스트

| 생체리듬 건강도 |

질문에 대해 '예'라는 답이 나올 경우 1점씩 가산하여 생체리듬의 건강도를 파악한다.

- ☐ 아침에 일어나면 상쾌하고 명랑하다.
- ☐ 몸이 가볍고 걸음걸이가 빠르다.
- ☐ 호흡 곤란증 같은 것은 잘 일어나지 않는다.
- ☐ 머리가 맑고 일에 집중이 잘된다.
- ☐ 몸 이곳저곳이 쑤시고 아프지 않다.
- ☐ 식욕도 좋고 체중도 늘 일정하다.
- ☐ 계단을 급히 올라가도 별로 숨이 가쁘지 않다.
- ☐ 평소에 어지럼증을 느끼는 경우는 없다.
- ☐ 열심히 일할 때는 주위의 소음이 별 문제가 안 된다.
- ☐ 하루 종일 일을 해도 심한 피로를 느끼지 않는다.
- ☐ 여러 가지 문제점을 쉽게 해결하는 편이다.
- ☐ 불쾌한 일을 잘 참는 편이다.

☐ 잠은 쉽게 드는 편이다.

☐ 몸을 움직이는 일도 잘한다.

☐ 손끝이나 발끝이 마비되는 일이 없다.

14~15 아주 건강, 12~13 건강, 9~11 보통, 5~8 불건강, 0~4 극히 불건강

| 생체리듬 노화도 |

질문에 대해 '아니오'라는 답이 나올 경우 1점씩 가산하여 노화도를 판정한다.

☐ 밤에 3번 이상 화장실에 간다.

☐ 책을 보면 눈앞이 어른거려 오래 볼 수 없다.

☐ 외출했다 들어오면 몸이 붓고 피로하다.

☐ 옛날이 좋았다는 생각을 자주 한다.

☐ 이유 없이 몸의 이곳저곳이 쑤시고 아프다.

☐ 기억력이 많이 떨어진 것 같다.

☐ 계단을 오르내리기가 힘들다.

☐ 얼굴을 기억하면서도 이름이 생각나지 않을 때가 많다.

- ☐ 지난 일을 자주 회상한다.
- ☐ 음악이나 미술을 감상해도 별 감동이 없다.
- ☐ 사소한 일로 화를 잘 낸다.
- ☐ 말이 느리고 생각처럼 술술 나오지 않는다.
- ☐ 버스나 기차를 타면 다리가 잘 붓는다.
- ☐ 한 가지 일을 오래 계속하기가 힘들다.
- ☐ 시야가 흐려지거나 깜박거리는 경우가 있다.

14~15 아주 건강, 12~13 건강, 9~11 보통, 5~8 불건강, 0~4 극히 불건강

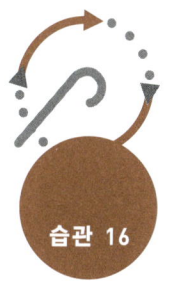

습관 16

서 있는

시간을 늘려라

현대인에게 가장 많이 발병하는 질환 중 하나는 갑작스레 허리와 다리에 통증을 유발하는 허리디스크다. 잘못된 자세로 온종일 컴퓨터에 앞에 앉아 작업을 하거나 장거리 운전을 하게 되면 자연스레 허리에 큰 부담이 간다. 같은 자세로 가만히 앉아 있거나 서 있는 경우 허리디스크나 척추관 협착증 같은 병이 생길 수밖에 없다. 특히 요즘에는 구부정한 자세나 잘못된 자세로 스마트폰을 몇 시간씩 사용하다 목디스크에 걸리는 경우가 많다. 정상적인 목뼈의 C자형 곡선이 일자로 변형되어 거북목증후군이나 척추 주변의 근육과 인대가 약화되고 무리가 가서 굽은 등이나 척추측만증 등의 척추질환까지 불러일으키게 된다. 사무실에 오랫동안 앉아 일하는 직장인의 82%는 허리와 목이 구부정해지고 손목터널증후군, 눈의 피로, 어깨 결림, 소화불량, 두통 등의 질환에 시달리고 있다. 건강보험심사평가원에 따르면 허리디스크 진료인원은 2010년 172만 명에서 2014년 208만 명으로 4년 사이 35만 명(20.4%)이 늘었다. 연평균 4.7%씩 증가한 것이다.

 평소 운동 시간이 부족하고 과로나 스트레스 등으로 심신이 지친 상태에서 장시간 일하게 되면 척추에 무리가 가고 디스크가 약해져 심하면 퇴행성 변화가 일어나게 된다. 이러한 변화가 만성적인 척추질환을 불러일으킬 수 있다. 척추 뼈와 뼈 사이에서 완충 작용을 하는 디스크의 변성이 오래 되면 디스크의 탄력이 떨어져 수핵이 튀어나오게 되고 주변 신경을 누르는 질환으로 허리나 다리 통증을 유발한다. 앉아 있으면 허리에 압력이 가해져 디스크에 체중의 2배가 실리는 것이다. 무거운 물건을 들거나 강한 물리적 충격을 받았을 때 발생하는 것으로 알려졌지만 최근에는 하루종일 앉아서 일하는 사무직 직장인에게서 발생률이 높은 것으로 나타났다.

척추 건강을 위한
바른 자세 건강법

세계적으로 유명한 스웨덴의 척추외과 의사 나켐슨Nachemson 박사의 연구에 따르면 바른 자세로만 앉아도 척추와 관절에 가해지는 압력을 최대 30% 줄일 수 있다고 한다.

먼저 앉는 자세는 엉덩이가 등받이에 밀착되도록 의자 깊숙이 앉으며 허리를 반듯하게 펴고 구부린 무릎의 각도는 90도를 유지해야 한다. 앉을 때도 다리를 꼬고 앉는 습관은 가장 먼저 고쳐야 한다. 오랜 시간 다리를 꼬는 습관은 허리와 골반 주변에 통증을 유발하고 척추 변형까지 가져올 수 있다.

운전할 때도 올바른 자세를 취하는 것이 중요하다. 의자를 110도 정도 눕혀 상체와 하체의 각도가 거의 직각에 가깝도록 엉덩이를 의자 안쪽에 바짝 붙이고 앉으며, 팔은 10~20도 정도 구부린 상태로 핸들을 잡는 자세가 가장 좋다.

잠자는 자세 또한 중요하다. 엉덩이가 가라앉는 정도가 1~2cm 정도 되는 탄탄한 침구를 사용하도록 하고, 베개는 누웠을 때 어깨 위 목 높이 정도의 낮고 푹신한 것을 사용하되, 머리와 어깨까지 받쳐줄 수 있는 것이 목과 허리에 부담을 줄여준다.

건강한 척추를 위해서는 장시간 앉아 있거나 서 있을 때 적어도 50분마다 한 번씩 5~10분 정도는 휴식을 취해야 한다. 계속 앉아 있었다면 일어나서 목을 좌우로 가볍게 돌려주거나 왼팔을 쭉 펴고 오른손으로 왼팔을 밀어주면서 스트레칭을 하자. 의자에 앉아 몸통을 오른쪽으로 돌려 몸통 틀기를 하거나 의자 앞으로 조금 나와 오른쪽 다리만 펴서 발목을 뒤로 젖히는 스트레칭을 해주면 더 좋다. 장시간 서 있어야 할 경우에는 한쪽 발을 다른 쪽 발보다 앞으로 해서 15cm 정도 높이의 받침대 위에 올려놓으면 허리 부담이 줄어든다.

무거운 물건을 들 때도 조심하자. 무릎을 구부려 앉은 상태에서 물건을 든 다음 허리를 펴고 배와 다리에 힘을 주고 무릎을 펴면서 일어서야 허리와 관절에 무리가 가지 않는다.

또한 될 수 있으면 몸을 자주 움직이고 걷는 시간을 늘리도록 한다. 척추 및 허리 강화에 도움을 주는 걷기 운동을 일주일에 3회, 40~50분씩 약간 빠르게 걷는 정도로 한다. 걸을 때는 등을 최대한 곧게 펴고 턱은 약간 당기면서 가슴을 활짝 펴주고 몸의 무게중심이 몸 앞쪽으로 약간 쏠리는 듯한 느낌으로 걷는 것이 좋다.

올바른 생활습관과 간단한 스트레칭으로도 척추 관절 주변 근력을 강화시킬 수 있는 만큼 평소 바른 자세로 척추 건강을 지키도록 하자.

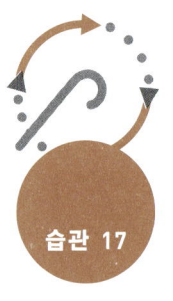

습관 17

술도
방법을 알면

건강하게
마실 수 있다

많은 사람들이 즐겨 마시는 술은 일상의 희로애락에 따른 삶의 굴곡마다 함께하며 사람들에게 위안을 주고 있다. 우리나라의 관대한 음주문화 탓에 1인당 알코올 소비량은 OECD 회원국 34개국 중 22위이고 아시아 국가 중 1위인 것으로 나타났다. 2011년 식품의약품안전처가 조사한 자료에 따르면, 우리나라 국민 10명 중 4명은 일주일에 한 번 이상 세계보건기구가 제시하는 적정 알코올 섭취 권장량(남성 기준 소주 5잔, 맥주 5.5잔, 양주 4잔)보다 많이 마시는 것으로 나타났다.

또 질병관리본부 질병예방센터의 '우리나라 식품군별 섭취량 추이(1998~2014년)' 보고서에 따르면 술을 통한 에너지 섭취량이 1998년 39.3kcal에서 2014년 100kcal로 약 2.5배 많아졌는데 이는 예년보다 알코올 도수가 상대적으로 낮은 맥주, 막걸리, 포도주를 많이 마신 데다 술로 섭취하는 에너지 양 자체가 증가했기 때문으로 분석했다. 알코올은 칼로리는 높지만 영양적인 가치는 없기 때문에 습관적 음주는 비만증과 영양결핍을 초래할 수 있다.

음주는 간암 원인 3위에 꼽힐 만큼 몸에 해롭다. 간에서 분해되지 않은 알코올은 지방으로 변해 간에 쌓이고 이것이 독소가 돼 간을 공격하게 된다. 건강한 사람도 1일 알코올 섭취량 이상을 마시면 알코올성 간질환이 생길 수 있고 아무리 술이 센 사람도 계속 술을 마시면 해독 능력이 떨어져 간질환 위험이 높아진다.

알고 마시면
위험을 최소화할 수 있다

술을 마시면 처음에는 기분이 좋아지고 긴장이 풀리기도 하지만 술의 양이 많아지면 행동에 문제를 일으킨다. 지나친 음주는 간질환, 심혈관질환, 암과 같은 신체적 질병은 물론 판단력을 떨어뜨리고 자기 통제가 되지 않아 음주 운전 등 각종 사건 사고 발생률을 높인다. 또한 알코올중독과 같은 정신과적 질환을 일으킨다. 따라서 술을 마실 때는 술의 위험성을 알고 마셔야 한다.

혈중 알코올 농도에 따른 신체 반응

혈중 알코올 농도(mg/dL)	신체증상과 반응
50~100	자극에 대한 반응시간이 느려짐, 약간 기분 좋아진 상태
100~200	운동 능력에 장애 생김, 혀가 풀린 듯한 말투, 운동 실조
200~300	구토, 정신 혼미
300~400	의식 불명
~500	호흡기관에 이상이 생겨 사망에 이를 수 있음

사람마다 알코올 분해 효소(아세트알데하이드)의 양이 다르기 때문에 적정 음주의 기준도 다를 수밖에 없다. 적정 음주에서 가장 중요한 것은 음주 속도와 음주의 양이다. 자신이 시간당 분해할 수

있는 알코올 양에 음주 속도를 맞추는 요령이 필요한 것이다. 결국 단숨에 술잔을 비우기보다는 얼마나 천천히 마시는지가 중요하다. 보통 평균적으로 1시간 동안 분해되는 알코올의 양은 10g(소주 1잔) 정도이다. 이것에 기초한 것이 '표준잔'인데, 즉 자신이 마신 술의 양과 알코올 도수에 따라 함유된 '순수 알코올 양의 수치'를 숫자로 환산한 개념이다. 보통 1표준잔이란 알코올 10g이 포함되어 있는 술 한 잔을 의미한다. 세계보건기구 기준에 따라 보통 약 10g을 표준잔으로 정의하고 있다.

술의 종류별 알코올 농도

술의 종류	맥주	와인	소주	위스키
알코올 농도	4.5%	13%	20%	45%
알코올 10g에 해당하는 술의 양	300cc	100cc	63cc	30cc

술에 포함되어 있는 알코올의 양을 계산하는 방법은 다음과 같다.

술의 양(mL 혹은 cc) × 알코올 도수(%) × 0.8 = 알코올의 양(g)

예를 들어, 소주 한 병(360mL)을 마셨을 경우 알코올 도수(19%)와 0.8(부피단위 mL를 알코올 질량 기준으로 바꿔주기 위한 지수)을 곱하면 소주 한 병을 통해 내가 마신 알코올의 양이 54.72g이라는 걸 알 수 있다. 소주 한 병은 표준잔으로 5.42잔이 나온다. 따라서 소주 한 병이 우리 몸에서 대사되는 데 약 6시간이 걸린다고 보면 된다.

건강을 해치지 않는
음주법

술을 마시면서 담배를 피우는 사람은 식도암에 걸릴 확률이 높아진다. 담배는 알코올 흡수를 촉진시키고, 알코올은 니코틴 흡수를 가속화한다. 술 마시면서 담배를 피우면 심장, 간, 뇌 등에 거의 연탄가스와 비슷한 타격을 준다는 말이 있을 정도로 건강에 치명적이다.

술도 적당히 마시는 건 오히려 건강에 도움이 된다. 실제로 술을 적정량 이하(여성은 소주 1잔/일, 남성은 2잔/일)로 마시면 전혀 마시지 않는 사람에 비해 치매에 걸릴 확률이 절반이나 줄어들며, 장수에도 도움이 된다고 한다. 하지만 그 이상은 암을 비롯한 다양한 질병이 발생할 위험을 높인다. 술을 많이 마시면 구강, 인두, 후두, 식도, 간, 유방, 대장에서 일차암이 발생할 위험이 커진다. 폭음을 할 경우 위암, 식도암, 췌장암, 심장의 부정맥과 돌연사의 원인이 되기도 한다.

음주로 인해 사회적 혹은 직업적 의무를 지키지 못하거나 신체적 문제가 발생하는 상황에서도 계속해서 술을 마시거나, 반복적·법적 문제를 유발하고 사회적 대인관계 문제가 있음에도 불구하고 계속 술을 마시고 있는 경우를 '알코올 남용'이라고 한다.

마시는 술의 양이 점점 늘거나 같은 양으로는 만족감이 줄어들고 금단 증상(손떨림, 불면, 불안, 헛것이 보임)이 있을 때, 술에서 깨는 데 시간이 많이 걸리거나, 술 때문에 중요한 일을 포기하고, 술로 인해 심리적·신체적 문제가 있음을 알면서도 술을 마시는 증상 등이 나타날 때는 '알코올 의존'을 의심해볼 수 있다.

극단적인 사례 같지만 술을 즐겨 마시는 사람이라면 누구도 여기서 자유롭다고 확신할 수 없을 것이다. 그럼 술을 어떻게 마셔야 건강을 해치지 않을까? 가급적 하루 적정 알코올 섭취량을 넘지 않도록 주의하고 과음할 경우 최소 2~3일의 회복기를 두어야 한다. 고카페인 에너지음료를 술과 함께 마시는 것을 피하고, 한 번에 술잔을 비우기보다는 여러 차례 천천히 나눠 마시는 게 중요하다. 또한 술을 마신 뒤에는 알코올 속의 각종 발암물질이 입 안에 남아 구강점막과 식도 등에 암을 일으킬 수 있기 때문에 반드시 양치질을 해야 한다.

하지만 건강에는 치명적인 흡연과 과음은 중독성이 강한 만큼 가능한 한 피하는 것이 좋겠다.

나의 음주습관은 안전합니까? - 음주습관 점수표

10가지 항목에 따라 자신이 해당하는 곳에 점수를 매겨 합산한다.

- 남성의 경우, 0~9점: 정상음주군, 10~19점: 위험음주군,
  20~40점: 알코올사용장애추정군
- 여성의 경우, 0~5점: 정상음주군, 6~9점: 위험음주군,
  10~20점: 알코올사용장애추정군

질문	0	1	2	3	4
술을 얼마나 자주 마십니까?*	전혀 안 마심	월 1회 이하	월 2~4회 이하	주 2~3회	주 4회 이상
술을 마시면 한 번에 몇 잔을 마십니까?**	소주 1~2잔	소주 3~4잔	소주 5~6잔	소주 7~9잔	소주 10잔 이상
한 번의 술좌석에서 소주 7잔 (또는 맥주 5캔 정도) 마시는 횟수는 어느 정도입니까? (여성의 경우 소주 5잔 또는 맥주 3캔 정도)	전혀 없음	월 1회 미만	월 1회 정도	주 1회 정도	거의 매일
지난 1년간 술을 마시기 시작하여 자제가 안 된 적이 있습니까?	전혀 없음	월 1회 미만	월 1회 정도	주 1회 정도	거의 매일
지난 1년간 술 마신 다음날 아침에 정신을 차리기 위해 해장술을 마신 적이 있습니까?	전혀 없음	월 1회 미만	월 1회 정도	주 1회 정도	거의 매일
지난 1년간 술이 깬 후에 술 마신 것에 대해 후회하거나 가책을 느낀 적이 있습니까?	전혀 없음	월 1회 미만	월 1회 정도	주 1회 정도	거의 매일
지난 1년간 술이 깬 후에 취중의 일을 기억할 수 없었던 적이 얼마나 자주 있습니까?	전혀 없음	월 1회 미만	월 1회 정도	주 1회 정도	거의 매일
본인의 음주로 인해 본인 혹은 타인이 다친 적이 있습니까?	전혀 없음		있지만 지난 1년간은 없었다		지난 1년간 있었다

가족이나 의사가 당신의 음주에 대해 걱정을 하거나 술을 줄이라고 권고한 적이 있습니까?	전혀 없음	있지만 지난 1년간은 없었다	지난 1년간 있었다

자료: 대한신경정신의학회/한국중독정신의학회

* 전혀 안 마심: 지난 1년간 술을 마신 적이 없음
** 소주 1~2잔, 맥주 355cc(1캔 반) 이하

건강을 지키는 바람직한 음주습관 10계명

1 알코올 도수가 낮은 술을 마시며, 폭탄주 및 소주나 위스키 등은 자제하기
2 빈속에 마시지 않기
3 천천히 마시기
4 술잔 돌리지 않기
5 자신의 주량을 지키며, 동료에게 억지로 권하지 않기
6 원치 않을 때 거절 의사표현 확실히 하기
7 매일 마시지 않기
8 음주운전은 절대금물
9 술자리는 1차까지만
10 약 복용 시 금주하기

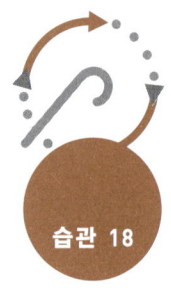

햇볕과 함께하는 시간만큼

건강해진다

햇볕은 우리 몸의 건강을 유지하는 데 절대적으로 필요하다. 비타민 D는 체내에서 만들어지지 않고 피부를 햇볕에 노출함으로써 합성된다. 하지만 바쁜 현대인들은 생각보다 햇볕을 잘 쬐지 못한다.

햇볕을 충분히 쬐지 못해 생기는 비타민 D 결핍증은 골연화증이라고도 알려져 있으며 칼슘 흡수와 뼈의 밀도를 감소시켜 골다공증이나 낙상, 고관절 골절 등의 발생률을 높인다. 또한 햇볕을 잘 쬐지 못하면 고혈압이나 당뇨병, 심혈관질환, 협심증이나 심근경색, 뇌졸중, 그리고 암이나 치매와 같은 인지기능 장애의 위험성이 높아진다. 뿐만 아니라 유방암, 전립선암, 대장암 같은 질병 발생도 증가한다.

특히 약물을 장기간 복용하는 사람들은 비타민 D 결핍을 주의해야 한다. 위장약(위산 분비 억제제), 관절염이나 아토피 등에 사용하는 스테로이드 등은 체내에서 비타민 D 합성 작용을 방해하기 때문이다.

골다공증으로 인해 늘어가는 골절

질병관리본부 자료에 따르면 우리나라 50세 이상 남성 10명 중 1명이 골다공증이며, 골다공증의 전 단계인 골감소증의 경우 10명 중 4명꼴로 발생한다. 여성 골다공증 환자는 폐경의 영향으로 남성 환자보다 약 4배 더 많으며, 70세 이후 대퇴골 골절로 1년 이내 사망할 확률은 남성이 54%, 여성이 34%에 이른다. 또한 건강보험 빅데이터를 이용하여 골다공증 골절의 발생 양상을 파악한 결과, 50세 이상에서 골다공증 골절의 발생은 2008년 14.7만 건에서 2012년 21.7만 건으로 증가하여 연평균 10.2%씩 발생 수가 증가하는 추세였고, 남성에 비해 여성에게서 2배 이상 높았다.

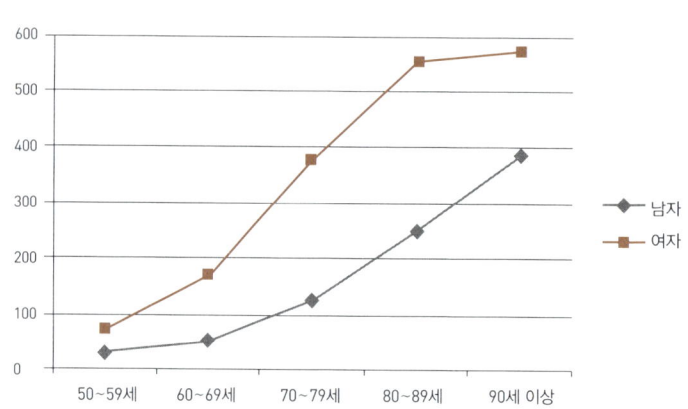

성별, 연령별 골다공증 골절 발생률(인구 1만 명당, 2012년)

골다공증 환자의 뼈는 가벼운 충격에도 쉽게 부러질 수 있다. 따라서 살짝 넘어지더라도 척추압박골절 등 심각한 부상으로 이어진다. 골다공증에 의한 골절은 부위별로 보면 50세 이상에서 발생률(2012년, 인구 1만 명당)이 높은 부위는 척추(65.5명), 손목(47.4명), 고관절(18.1명), 위팔뼈(8.1명) 순이었고, 연령별로 보면 고연령으로 갈수록 척추(60세 이후) 및 고관절 골절(70세 이후)의 발생률이 급격히 증가하는 양상이었다.

대부분 빙판길에 넘어지면서 땅에 손을 짚어 손목 골절이 많이 발생하며 엉덩방아를 찧는 경우 고관절과 척추에 골절이 발생하기 쉽다. 특히 우리 몸의 골반과 다리를 이어주는 고관절에 부상을 입으면 골절로 인해 움직이지 못하면서 일어나는 합병증 때문에 더욱 위험해질 수 있다. 또한 척추 골절은 넘어질 때의 충격으로 척추가 압박을 받으면서 일어난다. 주로 허리 통증을 호소하며 신경 마비를 유발할 수도 있다. 척추 골절은 엑스레이 촬영을 하지 않으면 발견하기 어렵기 때문에 허리 통증이 지속되면 병원을 찾아 전문의에게 진료를 받는 것이 좋다.

비타민 D 결핍
햇볕만 쬐도 효과

필수영양소인 비타민 D는 음식을 통해서 섭취하는 칼슘과 인의 흡수를 도와 뼈를 튼튼하게 해주는 역할을 한다. 혈당과 혈압을 낮추어 혈관을 튼튼하게 하며 세균과 바이러스 감염을 예방한다. 또 각종 암과 우울증이나 근력, 면역 관련 질환에도 도움이 되는 것으로 알려져 있다. 특히 노년기 골절 예방을 위해서도 결핍되지 않게 해야 한다.

따라서 매일 15~20분 정도는 햇볕을 직접 쬐어 뼈에 필요한 비타민 D가 충분히 합성되도록 한다. 햇빛이 너무 강한 낮 시간대를 제외하고 얼굴이나 팔다리 정도 노출된 상태에서 운동을 꾸준히 하면 비타민 D가 충분히 형성된다.

단, 자외선차단제를 사용하거나 실내 유리를 투과한 햇볕은 효과가 떨어진다. 실제로 비타민 D 결핍증으로 진료를 받은 환자 중 자외선차단제를 잘 사용하는 성인 여성이 남성보다 18%나 많았다. 하지만 햇볕도 장시간 너무 많이 쬐면 오히려 피부 노화를 촉진하고 피부암을 일으킬 수 있으므로 주의해야 한다.

겨울에는 야외 활동이 줄어들고 일조량이 감소하기 때문에 체내에 비타민 D 부족 증상이 나타나 우울한 기분을 느끼거나 면역력이 떨어져 감기와 같은 호흡기 질환에 취약해진다. 따라서 비타민 D가 풍부한 음식인 연어나 정어리, 참치, 고등어, 청어와 같은 등푸른생선, 대구 간유, 소나 돼지의 간, 달걀노른자, 버섯, 시래기 등을 섭취하는 것이 좋다. 아울러 짠 음식을 피해 염분과 함께 칼슘이 손실되지 않도록 하는 것이 중요하다. 칼슘은 일일

800~1,000mg의 섭취를 권장하는데 일차적으로 우유, 멸치, 해조류, 두부 등 음식을 통해서 섭취하고 부족하면 보충제의 사용을 권장한다. 음식을 통한 비타민 D 흡수는 소량으로 제한적인 만큼 햇볕에 피부를 노출시켜 비타민 D를 생성하도록 노력해야 한다.

비타민 D 결핍 기준은 아직 다소 논란이 있으나 일반적으로 비타민 D 혈액 농도가 30ng/mL 이상인 경우 충분하다고 보며 20ng/mL 이하면 부족하다고 본다. 비타민 D 결핍이 심한 경우는 의사와 상의하여 비타민 D 보충제를 복용하는 것이 필요하다. 골다공증 예방과 치료를 위해서는 하루 800IU의 비타민 D를 섭취해야 한다.

매일 20분 이상 햇볕을 쬐고 적당한 운동과 비타민 D를 충분히 섭취하는 올바른 생활습관이 비타민 D 결핍증을 예방하는 최고의 방법이다.

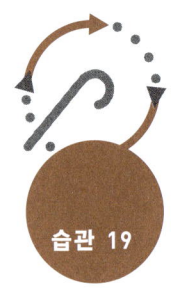

습관 19

밤 10시~새벽 2시,

수면 골든타임을 지켜라

현대인들은 과도한 업무와 스트레스로 수면 부족에 시달리고 있다. 잠 좀 못 잔다고 무슨 큰일이 날까 싶은 사람도 있겠지만 잠이 부족하거나 깊은 잠을 못 자면 만성 피로에 시달리고, 집중력이 떨어질 뿐 아니라 당뇨병이나 심혈관질환, 뇌졸중 등 병에 걸릴 확률도 증가한다. 또한 각종 사고의 위험도 높아진다. 고속도로에서 일어나는 사고의 가장 큰 원인이 졸음운전인 것만 봐도 그 위험성을 짐작할 수 있다.

우리나라 사람들은 전체적으로 수면 부족에 시달리고 있다. 통계청 자료에 따르면 우리 국민의 하루 평균 수면 시간은 7시간 49분으로 OECD 18개 회원국 중 최하위였다. 다른 국가의 하루 평균 수면 시간은 8시간 22분이다. 하지만 이 통계는 잠이 많은 어린이까지 포함되어 실제 수면 시간과는 차이가 있다. 한국갤럽이 2013년 19세 이상 성인 남녀 1만여 명을 대상으로 조사한 수면 시간을 보면 평균 6시간 35분이었다.

국민건강보험공단에 따르면 2012년 35만8천 명이던 수면장애 환자는 2014년 41만5천 명으로 연평균 7.6% 증가했다. 같은 기간 관련 진료비도 2012년 360억 원에서 2014년 463억 원으로 2년 만에 28.9% 늘어 매년 평균 13.5%씩 증가한 셈이다.

잠이 부족하면
짜증이 나는 이유

잠이 부족하면 스트레스 호르몬인 혈중 '코티졸' 분비가 늘어나면서 모든 일에 의욕이 떨어지고 몸에 만성적인 염증인 암을 유발할 수 있다. 피곤을 느끼고 자고 싶어 하는 것은 배고픔처럼 기본적인 욕구다. 잘 먹는 게 중요한 만큼 잘 자는 것도 건강한 생활을 위해 중요하다.

일반적으로 가장 좋은 수면 시간대는 밤 10시~새벽 2시다. 숙면에 도움을 주는 멜라토닌 호르몬의 분비를 촉진시켜 수면 주기 중 가장 깊은 잠을 잘 수 있는 단계이기 때문이다. 멜라토닌은 수면 리듬을 조절하고 항산화 작용과 노화 방지 및 항암 작용, 혈압 및 스트레스를 줄여주고 면역력을 높이며 골다공증을 예방하는 효과가 있다.

성인의 경우 하루 평균 7~8시간이 적당한 것으로 알려져 있다. 하지만 얼마나 자는 것이 적당한지는 사람마다 다르다. 자신에게 적당한 수면시간은 깨어 있을 때 얼마나 활동적으로 움직일 수 있느냐이다. 가장 쉽게 잠들 수 있는 시간을 취침시간으로, 깼을 때 가장 개운한 시간을 기상시간으로 잡는 것이 좋다.

수면은 비렘수면NREM·non-rapid eye movement과 렘수면REM·rapid

eye movement으로 나뉜다. 전체 수면의 75~80%를 차지하는 비렘수면은 다시 3가지 단계로 구분되는데 이때 세 번째 단계가 서파(徐波)수면으로 가장 깊은 잠을 자는 단계다. 이 단계가 끝나면 꿈을 꾸는 렘수면 단계로 들어간다.

비렘수면 상태에선 호흡이 느려지고 심장박동수와 혈압이 떨어지며 정신적 활동도 감소한다. 몸에 쌓였던 정신적·육체적 피로가 풀리며 면역기능도 회복하게 되고 성장호르몬이 분비되며 근골격계는 에너지를 보충한다. 렘수면은 얕은 잠으로 몸은 깊은 잠에 빠져 있는데 뇌가 활발하게 움직이는 상태다. 이때는 근육이 이완되고 호흡 및 심장박동이 불규칙하게 변하며 정신 활동이 활발하다.

시간이 부족해 잠을 못 자거나 잠잘 시간은 충분하지만 쉽게 잠들지 못하는 상황은 구분할 필요가 있다. 중요한 것은 일정한 시간에 잠을 자고, 수면의 양이 아닌 질을 향상시키는 생활습관을 갖는 것이다.

뇌가 충분히 쉬지 못 하면 뇌의 해마, 즉 기억 형성과 연결 기능을 하는 부위가 심각한 영향을 받는다고 한다. 따라서 잠은 학습능력과 직결되어 있는데 뇌세포는 낮 동안에 익히거나 배운 것을 다시 한 번 정리하는 과정을 거쳐 기억할 수 있도록 활발한 활동을 한다. 캘리포니아 버클리 대학의 수면연구가 매튜 워커 Mattew Walker 박사는 "잠을 자지 않으면 지식 습득 능력이 40%나 감소할 수 있다"고 추정했다. 또한 최신생물학회지 the Journal Current Biology에 게재된 연구 논문에 따르면 수면 중에도 뇌는 복잡한 자극을 처리하며, 깨어나선 그를 바탕으로 의사결정을 내린다고 한다. 우리가 잠을 충분히 자지 못하면 뇌에 쌓인 독소를 제거할 시간이 부족하게 되는데 이는 알츠하이머나 파킨슨 같은 신경 퇴행성 질병을 초래할 수 있다. 따라서 양질의 잠은 뇌 건강을 증진시킬 뿐만 아니라 불안감, 우울감 및 치매를 예방한다.

나도 불면증 아닐까?

요즘 불면증 환자가 크게 늘고 있다. 불면증이 생기는 원인은 정신적으로 불안하거나 스트레스를 받거나 우울증 또는 치매 등 다양하다. 불규칙한 수면습관과 과도한 낮잠도 불면증의 한 원인으로 꼽힌다.

보통 불면증이라면 밤에 쉽게 잠을 못 이루고 뒤척이는 것을 떠올리지만 불면증에도 여러 형태가 있다. 잠을 충분히 잘 수 있는 상황임에도 잠들기 어렵거나, 잠을 깊게 못 자고 자주 깨는 수면유지장애, 새벽에 일찍 깨서 잠이 오지 않거나 자고 일어나도 피곤한

비회복수면 모두 불면증에 포함된다.

불면증은 다른 수면장애나 정신질환, 약물이나 내과 질환 등이 동반되지 않는 일차불면증과, 다른 수면장애와 동반한 불면증과 우울증, 외상 후 스트레스 질환과 같은 정신질환에 의해 생기는 이차불면증으로 나뉜다.

미국수면의학회에 따르면 불면증은 성인의 30%에게서 일어나는 비교적 흔한 증상이다. 심지어 성인의 10%는 만성적인 불면증에 시달리고 있다. 만성 불면증은 주 3회 이상 불면증이 나타나고, 이러한 증상이 3개월 이상 지속되고 있을 때를 의미한다. 또 이러한 수면장애는 대체로 남성보다 여성에게서 많이 나타난다. 우선 잠이 안 온다고 해서 알코올을 찾는 것은 좋지 않다. 알코올은 깊은 잠을 방해하기 때문이다. 수면장애는 건강한 수면을 취하지 못하거나 수면리듬이 흐트러진 상태, 충분히 잠을 자고도 낮에 정신을 차리지 못하는 상태 등을 말한다. 즉, 불면증, 기면증, 하지불안증후군, 코골이 및 수면호흡증 등을 모두 포함한다.

숙면을 위한 습관

현대인의 건강을 위협하는 수면장애를 예방하기 위해서는 가장 기본적으로 규칙적인 생활과 식습관, 적정한 운동, 금연, 금주를 통해 건강한 수면습관을 유지하는 것이 중요하다. 잠을 깊이 잘 자기 위해서는 무엇을 할 수 있을까?

먼저, 정해진 시간에 잠자리에 들고 일어나야 한다.

둘째, 졸릴 때 잠자리에 들고 잠자리에서 20~30분 이상 잠이 안 오면 다른 일을 한다.

셋째, 침실은 수면을 위한 공간으로 생각하고 다른 일을 하지 않는다.

넷째, 낮잠은 가능한 한 20분 내외로 제한한다.

다섯째, 오전 중에 규칙적인 운동을 하고 밤 시간에는 피한다.

여섯째, 카페인 섭취를 줄이고 오후와 저녁에는 섭취하지 않는다.

일곱째, 뇌신경에 작용하는 담배, 술, 커피 등은 줄이거나 끊는다.

여덟째, 잠자리에 들기 전에 뜨거운 물로 샤워를 한다.

아홉째, 몸을 이완하고 천천히 호흡하는 방법을 익힌다.

이 밖에도 잠자리에 드는 시간을 정해놓고 30분 전부터는 잘 준비를 해야 한다. 밤늦게 컴퓨터나 스마트폰을 사용해서도 안 된다. 모니터 등에서 나오는 불빛이 수면을 유도하는 호르몬 멜라토닌의 분비를 억제해 깊은 잠을 자는 것을 방해하기 때문이다.

현대인들이 치열한 경쟁에서 살아남기 위해서 잠을 줄여가며 일을 하다 보면 몸에 이상이 생길 수밖에 없다. 하지만 수면은 음식 못지않게 건강에 중요한 요소임을 명심하자.

불면증 자가진단 체크리스트

각 항목은 순서대로 0점, 1점, 2점, 3점, 4점이다. 체크해서 나온 점수를 모두 더해 진단해볼 수 있다.

1. 당신의 불면증에 관한 문제들의 현재(최근 2주간) 심한 정도를 표시해주세요.

	없음	약간	중간	심함	매우 심함
잠들기 어렵다.	○	○	○	○	○
잠을 유지하기 어렵다.	○	○	○	○	○
쉽게 깬다.	○	○	○	○	○

자료: 대한수면연구학회

2. 현재 수면 양상에 관하여 얼마나 만족하고 있습니까?

    매우 만족 ○   약간 만족 ○   그저 그렇다 ○   약간 불만족 ○   매우 불만족 ○

3. 당신의 수면장애가 어느 정도나 당신의 낮 활동을 방해한다고 생각합니까? (예: 낮에 피곤함, 직장이나 가사에 일하는 능력, 집중력, 기억력, 기분 등)

    전혀 방해되지 않는다 ○   약간 ○   다소 ○   상당히 ○   매우 많이 ○

4 불면증으로 인한 당신의 삶의 질의 손상 정도를 다른 사람들이 어떻게 본다고 생각합니까?

　　전혀 방해되지 않는다 ○　약간 ○　다소 ○　상당히 ○　매우 많이 ○

5 당신은 현재 불면증에 관하여 얼마나 걱정하고 있습니까?

　　전혀 그렇지 않다 ○　약간 ○　다소 ○　상당히 ○　매우 많이 ○

0~7 유의할 만한 불면증이 없습니다.
8~14 약간의 불면증 경향이 있습니다.
15~21 중증도의 불면증이 있습니다.
22~28 심한 불면증이 있습니다.

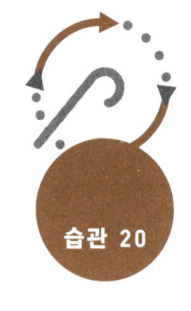

습관 20

숨 쉬기 운동도

운동이다

우리는 제대로 숨 쉬고 있는 걸까. 매일 무의식적으로 숨을 들이마셨다가 멈추고 내쉬는 호흡을 하고 있지만 단순한 듯한 이 숨 쉬기를 제대로 해야 건강을 유지할 수 있다. 숨 쉬기가 중요한 것은 산소를 들이마시고 이산화탄소는 내쉬는 과정을 통해 생명 활동에 필요한 에너지를 얻기 때문이다. 우리 몸속의 모든 세포는 충분한 산소를 공급받아야만 건강해지고 신체의 기능도 높아진다. 올바른 숨 쉬기는 산소의 체내 흡입량을 늘려 신진대사를 활발하게 조절하고 기초대사량을 높여준다.

중년 이후에는 근육이 감소하고 음식물에서 영양분을 흡수해 몸속 에너지로 사용하는 신진대사가 저하되어 나잇살이 찌는 만큼 건강을 위한 숨 쉬기는 더욱 중요하다. 올바른 호흡은 근육의 수축과 이완을 돕기 때문에 운동 효과를 향상시키기도 한다. 아울러 폐를 건강하게 하고 몸 가장 안쪽에 있는 뼈와 관절의 움직임을 잡아주는 속근육을 단련시켜 기초대사량을 높여준다. 따라서 건강을 생각한다면 제대로 숨 쉬는 법을 알아야 한다.

코로 깊고 천천히 숨 쉬는 것이
올바른 호흡법

호흡은 외호흡과 내호흡 두 가지 방식으로 이뤄진다. 외호흡은 공기를 마신 후 폐를 통해 산소는 흡입하고 몸속 이산화탄소를 배출하는 것이다. 내호흡은 세포호흡이라고도 하는데 호흡으로 들어온 산소를 이용해 세포에서 포도당과 같은 영양분을 분해하여 에너지를 얻는 작용을 말한다. 이때 호흡을 제대로 해야 세포 내 모든 활동에 필요한 에너지가 생성되어 신체 기능이 유지된다.

따라서 몸속 노폐물과 독소를 배출하려면 깊고 느린 호흡이 필요하다. 숨을 얕고 빨리 쉬게 되면 몸속에 유해한 활성산소를 유발해 신체와 피부노화를 촉진시킨다. 사람은 보통 1분에 18번 정도 호흡하는데 평소에는 코와 입을 통해 무심코 호흡을 하지만 어떻게 하느냐에 따라 건강에 미치는 영향이 크다. 입으로 숨 쉬는 좋지 못한 습관으로 인해 건강이 나빠질 수 있는 만큼 올바른 호흡을 해야 한다.

코를 통해 깊게 숨을 들이 쉬어 폐까지 산소를 공급하는 코 호흡은 호흡하는 동안 코의 점막과 코털이 공기 중에 떠 있는 바이러스와 세균이나 미세먼지 등의 이물질을 일차적으로 걸러내는 필터 역할을 하고 코 점액은 콧물을 통해 몸 밖으로 내보낸다. 목과 목구

멍의 편도, 폐는 습도와 온도에 매우 민감하기 때문에 코를 통해 들어온 공기의 온도와 습도를 적절히 조절해 폐로 보내어 건강한 상태를 유지하도록 돕는다. 또한 코로 숨을 쉬면 폐 건강에도 좋다.

나이가 들면서 점차 입으로 숨을 들이마시는 입 호흡을 하는 가장 큰 이유는 코 호흡보다 쉽기 때문이다. 또 급성감염이나 알레르기 비염 등으로 코가 자주 막히면 코로 숨을 충분히 쉴 수 없기 때문에 입으로 호흡하게 된다. 치열이 고르지 않거나 앞니가 튀어나와 입이 벌어진 경우에도 무의식적으로 입으로 숨을 쉰다. 습관적으로 입으로 숨을 쉬면 코라는 여과장치가 없기 때문에 공기가 곧바로 입을 통해 폐로 들어가 편도 조직이 붓고 몸의 면역력까지 저하시킬 수 있다. 뿐만 아니라 입술과 입 안, 목을 건조하게 하고, 유해물질로 충치나 잇몸병 등 각종 치아질환의 원인이 된다.

호흡도 훈련이 필요하다

건강한 몸을 위해서 의식적으로라도 코로 호흡하는 습관을 갖자. 사람은 태어나면서부터 유아기까지는 복식 호흡을 하다가 성인이 되면서 숨을 가슴으로 쉬는 흉식 호흡을 하게 된다. 입 호흡과 흉식 호흡으로 숨을 얕게 쉬면 폐까지 도달하는 산소가 부족해 호흡이 빨라져 활성산소가 생긴다. 뿐만 아니라 장운동을 저하시키고 폐활량도 감소시킨다.

이와 달리 코 호흡과 복식 호흡은 배를 내밀면서 코로 천천히 숨을 깊이 들이마시고 천천히 내뱉는 호흡법이다. 우선 턱을 당겨서 허리와 가슴을 곧게 펴고 편안한 마음으로 배 속을 공기로 채운다는 생각으로 천천히 숨을 3초 동안 들이마신다. 그런 다음 숨을 내쉬지 말고 3초 정도 멈춘 뒤 천천히 배를 집어넣으면서 조금씩 내쉰다. 이때 입을 약간 벌려 자연스럽게 공기가 빠져 나가게 한다. 호흡 훈련은 틈틈이 자주 하고 한 번에 5분 정도씩 호흡에 집중하면 정신이 맑아진다.

깊은 숨은 스트레스로 긴장된 근육을 풀어주고 심신의 안정을 찾을 수 있도록 도와준다. 복식 호흡은 숨을 크게 들이쉬어 몸속에 많은 양의 산소를 들여보내고 내쉬면서 많은 양의 탄산가스를 배출하는 것이다. 숨을 가슴으로 쉬지 않고 횡격막까지 활발하게 움직여 깊이 쉬는 복식 호흡을 하면 위와 장이 자극을 받아 소화 흡수를 돕고 변비 치료에도 도움이 된다. 또한 폐까지 도달하는 산소량이 늘어나 신진대사를 촉진해 체내 노폐물이 원활하게 배출되고 지방 연소를 높여준다.

평소 깊은 숨과 느린 호흡으로 복식 호흡을 틈틈이 훈련해보자. 텔레비전이나 책을 볼 때, 오랫동안 앉아서 컴퓨터로 일에 열중하다 보면 자신도 모르게 입 호흡을 할 수 있으니 코에 의식적으로 집중하면서 아랫배로 호흡하는 습관을 몸에 배도록 한다. 올바르고 건강한 호흡법은 스트레스나 불안장애 등을 극복하는 데 효과적인 건강습관이다.

올바른 호흡법 자가진단 체크리스트

다음의 경우에 하나라도 해당된다면 평소 입으로 숨을 쉬고 있을 가능성이 크다.

- ☐ 입을 벌리고 잔다.
- ☐ 자고 일어나면 목이 아프다.
- ☐ 입안이 자주 마른다.
- ☐ 평소에 무의식적으로 입을 벌리고 있다.
- ☐ 입술이 거칠고 자주 건조해진다.
- ☐ 자면서 코를 골거나 이를 간다.
- ☐ 옆으로 눕거나 엎드려 잔다.
- ☐ 음식을 먹을 때 한쪽으로 씹는 버릇이 있다.

- ☐ 코가 자주 막힌다.
- ☐ 앞니가 튀어나왔다
- ☐ 치열이 고르지 않다.
- ☐ 아랫입술이 윗입술보다 나와 있다.
- ☐ 음식을 먹을 때 소리를 많이 낸다.
- ☐ 얼굴이 비대칭이다.
- ☐ 콧대가 휘었다.
- ☐ 입이 꼭 다물어지지 않는다.
- ☐ 콧구멍을 자유자재로 벌름거리지 못한다.

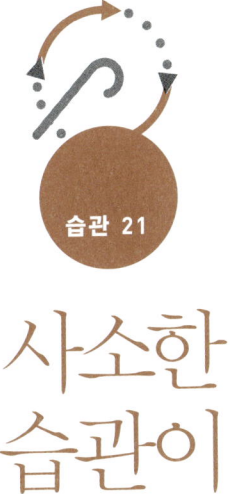

습관 21

사소한 습관이

면역력을 높인다

어떻게 하면 건강하게 오래 살 수 있을까? 누구든 몸에 좋지 않은 식습관이나 술, 담배, 스트레스 등을 멀리하고 건강한 생활습관을 일상생활 속에서 회복하고 실천하는 것이 건강의 비결임을 알고 있다. 하지만 매번 거창한 건강계획을 세워도 작심삼일에 그치고 만다. 생활 속에서 실천하기 쉬운 작은 습관부터 바꿔나가는 것이 건강을 지키는 지름길이다.

계절이 바뀌는 환절기에는 일교차가 크고 면역력이 떨어져 독감이나 감기 등 각종 질병에 걸리기 쉽다. 체온이 1도만 떨어져도 면역력이 30% 정도 줄고 혈액순환도 방해하기 때문에 몸을 따뜻하게 해야 병에 걸리지 않는다.

생활 속에서
면역력을 높이는 법

그렇다면 생활 속에서 건강한 면역 세포를 지키는 방법에는 무엇이 있을까?

첫째, 위장에 부담이 되는 찬 음식은 먹지 않기. 냉장고 덕분에 음식을 신선하고 오래 보관할 수도 있지만 차가운 음식에 있는 냉한 기운은 위나 장의 기능을 저하시킨다. 흰 밀가루나 흰 설탕 역시 면역력을 저하시킬 수 있으므로 가급적 많이 먹지 않는 것이 좋다. 발효음식 등 몸을 따뜻하게 하는 음식이나 차를 즐기는 것이 좋다. 과식을 자주 하거나 물 대신 커피와 음료수를 자주 섭취하는 것 또한 면역력을 떨어뜨리는 식습관이다.

둘째, 따뜻한 물에 반신욕이나 족욕하기. 체온보다 조금 높은 36~40℃의 따뜻한 물에 15~20분 정도 몸을 담그는 반신욕이나 족욕 역시 몸의 면역력을 높이고 지방이나 혈액 속 노폐물 제거에 효과적이다.

셋째, 배를 따뜻하게 하기. 배가 따뜻하면 몸 전체가 따뜻해져 면역력을 높일 수 있다. 장운동을 하면 혈액순환이 활발해지면서 아랫배를 중심으로 몸이 따뜻해질 것이다.

넷째, 나만의 스트레스 해소법 찾기. 우울할 때 긍정적인 생각을 자주 하는 습관도 면역력 증진에 도움이 된다. 너무 많은 생각은 불필요한 고민을 만들기 때문에 스트레스가 심하면 만성적 분노로 고혈압이나 중풍 등 심혈관계 질환이 발생할 수 있다. 이처럼 스트레스는 만병의 근원이기 때문에 몸과 마음의 건강을 위해 스트레스를 반드시 풀어주어야 한다.

그 밖에도 적당한 운동과 잘 자는 일 또한 면역력을 높이는 데 도움이 된다.

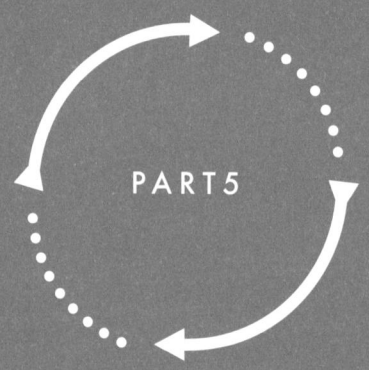

정신 건강도

습관이다

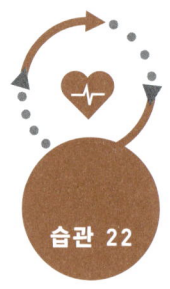

습관 22

우울증도

물리치는 방법이 있다

누구든 슬프고 힘든 상황에 처하면 우울한 기분에 사로잡힌다. 경쟁이 치열할수록 다른 사람과 자신을 비교하고 그럴수록 일에 매달리다 보면 괜스레 마음이 불안해지고 온갖 일에 대해 불필요한 걱정을 많이 하게 된다. 아무리 몸에 좋은 음식을 먹고 피트니스센터에서 운동을 해도 인생이 공허하기만 하다.

이런 상황에서 긍정적인 생각보다는 부정적인 생각이 많이 드는 건 당연지사다. 부정적인 생각도 많이 하다 보면 자신도 모르게 습관이 된다. 어떤 일이 있을 때 좋은 점보다는 나쁜 점이 먼저 떠오르고, 잘될 것이라는 생각보다는 실패할 것이라는 생각을 더 많이 하게 된다. 그러다 보니 매사 자신이 없고, 짜증이 나기도 한다.

부정적으로 사고하는 것이 습관이 되면 우울해지고, 이런 상태가 지속되면 우울증이 생기기 쉽다. 날씨 변화나 스트레스 상황 등 뚜렷한 원인에서 비롯되는 일시적인 우울감이라면 별일이 아닐 수도 있고 상황이 나아지면 대부분 풀리지만, 우울한 감정이 지속되어 만사 귀찮고 자신이 쓸모없는 존재라는 생각이 들거나 무력감을 느끼고 일상을 방해하는 병으로까지 발전하는 것이 문제다. 이런 감정이 심화되면 정서적 우울감이 아닌 치료가 필요한 병적 심리인 우울증인 것이다.

질병관리본부가 발표한 '한국 성인의 우울증상 경험' 보고서에 따르면 19세 이상 성인 12.9%가 최근 1년 안에 우울증을 경험한 것으로 조사됐다. 성인 8명 중 1명이 우울증에 시달리고 있는 셈인데 여성의 우울증 경험은 16.5%로 남성 9.1%에 비해 1.8배 높았다. 연령별로는 70세 이상이 17.9%로 가장 높았고 이어 60대 15.1%, 50대 15.0%, 40대 12.9% 순으로 나타났다. 나이가 들수록, 가구의 소득 수준이 낮을수록 더 우울증에 걸리는 경향을 보였다. 거주 지역별로 보면 도시(12.3%)보다 농촌(16.5%) 거주자에게서 우울증 빈도가 더 높았다. 그러나 최근 1년 동안 정신건강 상담을 받은 사람의 비율은 고작 9.7%에 불과한 것으로 나타났다.

일반적으로 우울증은 의지가 약하거나 마음을 잘 다스리지 못해서라기보다 세로토닌 같은 뇌의 신경 전달물질이 부족한 데서 비롯되는 것이다. 정신질환이라는 사회적 낙인 때문에 병원에 가지 못해서 병을 키우는 사람도 많다. 우울증은 '마음의 감기'라고도 불릴 만큼 누구에게나 찾아올 수 있고 일상생활에 많은 지장을 주지만 상담치료나 약물치료를 하면 나을 수 있다. 의지로 극복할 수 있는 문제가 아니기 때문에 약 처방을 받듯 전문가의 도움을 받는 것이 필요하다. 그렇다면 자가진단(p.247)을 통해 혹시 나도 우울증인지 점검해보자.

우울과 당당히 맞서
나아가는 법

각박한 현실을 살다 보면 누구나 우울증을 앓을 수 있기 때문에 평소 스트레스 관리를 통해 우울감을 잘 다스려야 한다. 다음의 대한신경정신의학회에서 정한 정신건강을 지키는 10가지 수칙을 참고해 실망과 어리석음을 되새김하기보다는 바닥에 떨어져도 튀어 오르는 공처럼 우울한 마음을 거두고 행복을 가꿔보자.

1. 긍정적으로 세상을 본다. - 동전에 양면이 있다는 사실을 믿게 된다.
2. 감사하는 마음으로 산다. - 생활에 활력이 된다.
3. 반가운 마음이 담긴 인사를 한다. - 내 마음이 따뜻해지고 성공의 바탕이 된다.
4. 하루 세 끼를 맛있게 천천히 먹는다. - 건강의 기본이자, 즐거움의 샘이다.
5. 상대의 입장에서 생각한다. - 다툴 일이 없어진다.
6. 누구라도 칭찬한다. - 칭찬하는 만큼 내게 자신이 생기고 결국 그 칭찬이 내게 돌아온다.
7. 약속시간에 여유 있게 가서 기다린다. - 초조해지지 않아

좋고 신용이 쌓인다.
8   일부러라도 웃는 표정을 짓는다. - 웃는 표정만으로도 기분이 밝아진다.
9   원칙대로 정직하게 산다. - 거짓말을 하면 죄책감 때문에 불안해지기 쉽다.
10 때로는 손해 볼 줄도 알아야 한다. - 내 마음이 편하고 언젠가는 큰 것으로 돌아온다.

무기력해지면 온갖 부정적인 생각이 들기 쉽기 때문에 자신을 들여다볼 수 있는 명상을 하는 것도 좋다. 매일 자신을 위한 목표를 세워 작은 성취감을 맛보거나 관심 있는 분야의 취미 활동을 통해 즐거움을 찾는 것도 우울한 감정을 완화시킬 수 있다. 가벼운 유산소 운동이나 산책, 스트레칭을 하거나 좌절과 실의에 빠졌을 때는 친한 사람들과 마음을 털어놓고 이야기하고 매일 즐길 수 있는 일을 만들어 바쁘게 움직이다 보면 스스로를 자책하거나 불안한 생각도 들지 않을 것이다. 스스로 정해놓은 규칙에 얽매여 스트레스 받지 않도록 마음의 근육을 단련해야 부정적인 생각을 갖지 않고 불안의 시대를 건강하게 헤쳐 나갈 수 있다.

우울증 자가진단 체크리스트

아니다 0점, 조금 그렇다 1점, 심하다 2점, 매우 심하다 3점. 각 항목의 점수를 더해 총점이 11점 이상이면 우울증에 걸렸을 가능성이 높다.

1   슬픈 기분이 든다.
2   앞날에 대해 용기가 나지 않는다.
3   괜히 울음이 나온다.
4   지난 일들이 실패했다고 생각한다.
5   전과 같이 일상생활이 즐겁지 않다.
6   종종 죄책감을 느낀다.
7   벌을 받고 있다고 생각한다.
8   나 자신에 대해 실망하고 있다.
9   나의 약점이나 실수에 대해 나 자신을 비판하는 편이다.
10   자살에 대한 생각이 있지만 행동으로 옮기려 하지는 않는다.
11   전보다 더 신경질적이고 짜증이 난다.
12   다른 사람에 대한 관심이 줄었다.
13   전에 비해 결정을 잘 내리지 못하고 미룬다.

14   내가 전보다 못생겨졌다고 생각한다.

15   어떤 일을 시작하려면 더 힘이 든다.

16   잠을 잘 못 잔다.

17   더 쉽게 피곤하다.

18   입맛이 없다.

19   몸무게가 줄었다.

20   몸에 이상이 있을까 봐 걱정이 된다.

21   전보다 성생활에 흥미가 없다.

(자료: 대한우울조울병학회)

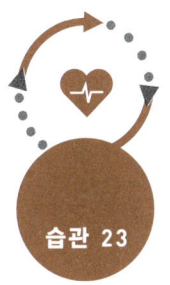

습관 23

스트레스를
없애려 하기보다

잘 관리하자

스트레스는 만병의 근원이라고 한다. 20세기 캐나다 내분비학자인 한스 셀리에Hans Selye는 스트레스를 "정신적·육체적 균형과 안정을 깨뜨리는 자극에 대해 자신이 있던 안정 상태를 유지하기 위해 변화에 저항하는 반응"이라고 정의했다. 대부분의 질병이 스트레스와 같은 부정적 감정이 원인이 되어 발병하거나 간접적으로 관계가 있다.

스트레스가 병이 되기까지의 과정

심한 스트레스를 받으면 우리 몸에서는 변화가 일어나는데 셀리에는 스트레스를 반응 정도에 따라 다음과 같이 3단계로 접근했다.

1단계는 경보 반응alarm 단계로 스트레스 자극에 대해 저항을 나타내는 시기다. 처음에는 체온 및 혈압 저하, 저혈당, 혈액농축 등의 쇼크가 나타나고 다음에는 이것들에 대한 저항이 나타난다.

2단계는 저항 반응resistance 단계로 계속 스트레스에 노출되면 모든 신체 기능들이 방어 상태로 이행된다. 스트레스 요인에 대한 저항이 가장 강한 시기지만 다른 종류의 스트레스 요인에 대해서는 저항력이 약화된다.

3단계는 탈진 반응exhaustion 단계로 신체 내분비방어 기능이 무너지면서 오랫동안 스트레스가 누적될 때는 스트레스 요인에 대한 저항력이 떨어져 신체에 여러 증상과 질병으로 발전한다. 즉, 고혈압, 심장마비, 소화기계 질환 등의 질병이 나타난다.

이 같은 스트레스 반응 과정에서 나타나는 강도는 개인의 적응능력 여하에 따라 다르게 나타난다. 스트레스를 받으면 초기에는 초조하거나 걱정, 근심 등 불안 증상이 나타나고 점차 우울 증상이 나타났다가 스트레스가 지나가면 사라진다. 하지만 만성적인 스트레스는 불안장애나 적응장애 등 각종 정신질환으로 발전할 수 있고 코르티솔과 아드레날린을 지속적으로 분비시켜 체내 시스템을 망가뜨린다. 몸의 면역 기능이 떨어져 질병에 걸리기 쉬운 상태가 되어 고혈압이나 당뇨병, 위궤양, 심장병 등의 질환을 일으키기도 하며 비만, 인지 수행능력 퇴보와도 관련이 있다는 연구가 있다.

스트레스를 주는 현실로부터 벗어나기 위한 일시적인 수단으로 마시는 술이 중독이나 약물 과용의 요인이 되기도 한다. 물론 적당한 스트레스는 우리 몸에 약이 되는 경우가 더 많다. 생산성과 활력을 불어넣는다는 점에서 긍정적인 기능도 있다. 하지만 스트레스를 견디지 못하는 사람에게는 치명적인 독이 되기 쉽다. 스트레스가 너무 지나치거나 장기간 지속될 때, 그리고 그것을 잘 관리하지 못할 때 우리 몸을 해치는 것이다.

스트레스로 인해 나타나는 증상들

신체 증상	피로, 두통, 이갈이, 어깨통, 요통, 관절염, 가슴 두근거림, 가슴 답답함, 위장장애, 복통, 장염, 울렁거림, 어지럼증, 땀, 입 마름, 손발 차가움, 발한, 가려움증, 얼굴 화끈거림, 피부 발진, 빠른 박동, 고르지 않은 맥박, 두근거림, 현기증, 흉통, 고혈압, 심근경색, 과호흡, 천식 등
심리 증상	불안, 걱정, 근심, 신경과민, 성급함, 짜증, 분노, 불만족, 집중력 감소, 건망증, 우유부단, 좌절, 탈진, 우울 등
행동 증상	안절부절못함, 다리떨기, 손톱 깨물기, 눈물, 과식, 과음, 흡연 증가, 과격한 행동, 폭력적 언행, 충동적인 행동 등
기타	떨림, 장시간 앉아 있지 못함, 백일몽, 수면장애(불면/과다수면, 악몽), 피로, 성기능장애, 면역력 감소(잦은 감기, 암의 악화), 뇌졸중 등

스트레스에 대처하는 방법

스트레스가 만성화되면 정서적으로 불안과 갈등을 일으켜 몸의 병을 키우는 만큼 마음을 잘 다스려야 한다. 똑같은 스트레스를 받아도 사람마다 대처법이 다르고 몸의 반응도 달라지기 때문에 각자 자신에게 맞는 방법을 찾는 것이 중요하다.

무엇보다 평소 규칙적인 생활습관을 갖는 것이 스트레스 관리의 시작이다. 현대인에게 부족한 비타민이나 무기질, 섬유소 등 영양소가 골고루 들어 있는 식사를 하고 음식은 천천히 먹는 습관을 갖도록 한다. 술이나 카페인, 짜거나 단 것, 인스턴트나 패스트푸드 등은 줄이거나 되도록 먹지 않도록 한다. 충분한 수면은 스트레스 해소에 매우 중요하다. 잠이 부족할 경우 극도의 피로와 함께 집중력과 기억력뿐만 아니라 자제력이 저하되고 스트레스 호르몬이 증가한다. 잠은 인간에게 충전과 휴식을 주는 만큼 6~8시간 정도는 자는 것이 좋다. 스트레스를 받을 때는 야외에서 햇볕을 쬐며 걷는 것도 좋다. 운동은 몸속의 과도한 에너지를 분산시켜 스트레스 수치를 감소시키는 데 도움이 된다.

스트레스로 마음이 혼란스러울 때 이를 통제할 수 있는 효과적인 방법은 복식 호흡이나 심호흡, 근육이완법, 명상이 있다. 마음을 비우고 집중을 하게 만드는 호흡은 가장 중요하다. 몇 분간 조용히 앉아서 깊이 숨을 들이마신 뒤 잠깐 호흡을 멈추고 천천히 숨을 내뱉는다. 오직 호흡에만 집중하다 보면 심장박동수와 혈압이 서서히 떨어지면서 차분해지게 된다.

그리고 요가나 스트레칭으로 근육의 긴장을 풀고 이완 상태를 유도하면 정신적인 스트레스도 줄어든다. 근육이 풀릴 때까지 신체의 수축 이완을 계속하는 근육 이완법 역시 스트레스를 중화하여 진정 효과를 나타낸다. 음악 또한 근육 긴장을 완화하고 마음의 평온을 찾는 데 효과적인 수단이 될 수 있다. 음악을 집중해서 들으면 정서적인 경험과 심리적 안정을 가져와 마음을 편안하게 해준다.

일을 할 때는 미리 계획해서 여유 있는 스케줄로 쫓기지 않도록 속도를 조절할 필요가 있다. 그리고 무엇보다 일과 휴식의 균형이 중요하다. 자신이 감당할 수 없는 일을 맡았을 때는 거절하거나 포기할 수도 있어야 한다. 어떤 일을 시작하기도 전에 걱정부터 하는 습관 역시 당장 그만둬야 한다. 잘못될 것을 미리 염려하여 불안해하는 데 시간을 보내는 것보다 마음의 안정을 찾고 해결책을 찾는 데 집중하는 것이 훨씬 현명할 것이다.

스트레스가 나쁜 것만은 아니다. 경우에 따라서는 일의 능률을 높여주기 때문이다. 가장 중요한 것은 생각이다. 스트레스를 어떻게 받아들이느냐에 따라 약이 될 수도 독이 될 수도 있다. 스트레스를 피할 수 없다면 다음과 같이 현명하게 대처해보자.

첫째, 완벽주의에서 벗어나야 한다. 사람마다 잘할 수 있는 일이 다르기 때문에 모든 일을 완벽하게 해낼 수는 없다. 다른 사람을 믿지 못해 반드시 본인이 마무리를 지어야 한다는 강박관념이나, 아니면 다른 사람과의 경쟁심에 혼자서 모든 일을 끌어안고 끙끙대는 것보다 도움을 받는 것이 필요하다. 본인이 잘하는 일에 자부심을 갖고 남들보다 부족한 면이 있다면 인정하는 태도가 필요하다. 혼자서 완벽한 결과물을 만들어내겠다는, 스스로 만든 기대치로 스트레스 받지 말고 일의 현실적인 기준을 갖도록 한다.

둘째, 긍정적이고 현실적으로 생각을 재구성하는 습관을 갖는다. 누구든 시행착오와 실패를 거듭한 끝에 좋은 결과를 얻는다. 실수를 하거나 실패할지 모른다는 두려움에 기가 죽어 좌절하지 말고 개선하기 위해서는 어떤 노력을 해야 하는지 낙관적으로 사고하고 대응해 가는 것이 중요하다. 일을 긍정적으로 생각하는 것은 가장 강력하고 독창적인 스트레스해소법 중 하나다.

셋째, 감정에 치우치지 말고 합리적으로 생각한다. 많은 스트레스는 자신이 만든 생각에서 나온다. 남에게 인정받기 위해 안간힘을 쓰고 무리한 욕심, 부정적인 감정의 악순환 고리를 벗어나지 못하고 무의식적으로 받아들이다 보면 엄청난 스트레스를 받게 된다. 스트레스를 일으키는 환경을 바꾸기 어렵다면 원인을 파악하고 스트레스에 대응하는 방식을 찾아야 한다. 할 수 있다는 신념이나 긍정적인 자기 이미지 등을 관념 속에 각인시켜 스트레스에 반응하는 방식을 바꿔가는 합리적 사고를 할 필요가 있다.

넷째, 부정적인 감정을 드러낸다. 친구나 가까운 지인에게 그 문제에 대해 끊임없이 이야기하면 기분이 한결 나아진다. 초조한 마음이 들 때 글로 쓰거나 자신과 대화를 해보는 것도 도움이 된다.

다섯째, 유머를 즐긴다. 연구에 따르면 웃음은 천연진통제로 불리는 엔도르핀을 샘솟게 하고 면역력을 향상시키며 심장박동수를 높여서 혈액순환을 돕고 근육을 이완시키는 것으로 알려졌다. 유머는 훌륭한 스트레스 치료제이다.

지나친 일 욕심으로 열심히 일만 하다가는 만성 스트레스로 지쳐갈 것이다. 불필요한 것들에 매달려 병을 만들지 말고 자신만의 효과적인 스트레스 관리법으로 건강을 유지하도록 꾸준히 노력하자.

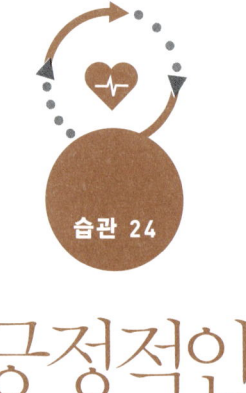

습관 24

긍정적인 생각이

만병통치약이다

불안의 시대를 살아가다 보니 자신도 모르게 부정적인 감정에 빠져들기 쉽다. 누구나 살아가면서 실패나 좌절을 경험하고 피해갈 수 없지만 만성적으로 부정적인 감정에 젖어 생활하다 보면 건강에 악영향을 미친다. 낙담이나 비관 등 부정적인 생각이 지나치면 우울증에 의한 자살이라는 극단적인 선택으로 이어질지도 모를 일이다.

OECD의 '건강 통계 2015'에 따르면 우리나라의 자살로 인한 평균 사망률이 회원국 가운데 1위였다. 통계청에 따르면 2012년 기준 우리나라에서 한 해 자살로 인해 사망하는 사람은 14,427명으로 매일 39.5명이 삶을 마감하는 것으로 나타났다. OECD 회원국 대부분이 1985년부터 자살률이 점차 줄고 있는 데 반해 우리나라는 2000년을 기점으로 오히려 급증하는 추세를 보이고 있다. 2002년 22.7명이었던 것이 10년이 지나 29.1명으로 28.2%나 증가한 것이다.

부정적인 생각을 되새기는
습관이 병을 키운다

긍정적인 사고로 삶을 대하면 문제를 해결하는 능력을 키울 수 있겠지만 매번 긍정적인 생각을 하기는 쉽지 않다. 오히려 현실을 그대로 받아들이고 부정적인 생각들이 자리 잡지 못하도록 낙천적이고 긍정적인 생각들로 바꾸는 훈련을 하는 것이 효과적일 것이다. 사람의 생각과 몸은 서로 영향을 주고받기 때문에 긍정적인 생각은 질병을 예방하고 치료 효과도 높일 수 있다. 그래서 약효가 없는 가짜 약을 먹었을 때 병이 나을 것이라는 긍정적인 생각만으로 증세가 호전되는 플라시보 효과Placebo Effect도 있는 것이다. 즉, 어떤 마음을 먹느냐에 따라 몸에 나타나는 반응이 달라진다.

심리학자 가이 윈치Guy Winch는 사람이 느낄 수 있는 대표적인 심리적 부상이 정신을 병들게 하는 외로움과 큰 고통과 상실감을 주는 거절, 실패인데 이 중 어느 한 가지에만 노출돼도 부정적인 감정에 전염되기 쉽다고 경고한다. 한 번 부정적 감정에 사로잡히면 바꾸기 어렵고 속상했던 일을 되새기는 습관이 생겨 우울증, 알코올중독, 식이장애, 심혈관질환에 걸릴 위험이 심각하게 커진다. 따라서 속상하고 부정적인 일이 생겼을 때는 생각을 멈추고 다른 것에 집중하는 것이 좋다. 마음의 상처가 깊을 때는 마음을 다해 친구에게 조언을 해주듯 자신을 위로하자. 머릿속에서 부정적이고 잘못된 쪽으로만 생각이 자꾸 들 때 빠져들지 말고 긍정적인 사고로 전환할 수 있는 마음의 힘을 키우는 것이 필요하다. 자신의 발목을 잡는 과거에 자꾸 집착하지 않고 어려운 문제가 닥쳤을 때도 절망에 빠지기보다는 해결책을 찾기 위해 노력하는 태도가 중요하다.

긍정적인 생각을 키우는 방법

1   취미를 만들어 즐거움을 찾는다

일상생활 속에서 자신이 좋아하는 일이나 집중할 만한 취미거리를 만들어 꾸준히 실천한다. 활동적인 취미는 사람을 훨씬 행복하게 만들고 생각도 긍정적으로 변한다.

2   부정적 생각에 능동적으로 대처한다

문제가 발생했을 때 회피하지 말고 긍정적으로 생각하는 습관을 기른다. 어떻게 대처할지 계획을 세워 해결하기 위해 노력한다면 상황은 충분히 나아질 수 있고 극복할 수 있다고 생각한다. 현재의 상황을 받아들이고 직시하여 새롭게 도전하는 용기를 갖는 것이 필요하다. 아울러 과거에도 어려움을 이겨냈던 경험이 있으니 지금도 극복할 수 있다는 생각으로 현재 맡은 일에 최선을 다해 집중해야 한다.

3   가족, 친구와 수다를 떨자

적당한 수다를 통해 자신의 감정을 표출하는 것은 스트레스 해소에 좋은 방법 중 하나다. 마음을 나눌 수 있는 친구들과 이야기보따리를 풀어놓다 보면 마음이 정리되고 문제를 객관적으로 바라보는 데 도움이 된다.

4 몸을 움직여라

늘어져 있기보다 자세를 바로 한다. 산책이나 요가, 스트레칭, 마사지 등의 신체 활동은 혈액순환을 원활히 하고 잡념을 없애 스트레스 해소에 도움이 된다.

5 자신을 칭찬하자

자신의 긍정적인 점을 찾아 칭찬한다. 자신은 생각하는 것보다 강하다는 믿음을 갖고 스스로를 비하하거나 자책하지 않는다. 세상 그 누구보다 아끼고 보살필 사람은 바로 자신이다. 자신을 사랑하면 자신감이 저절로 생긴다.

6 주변에 베풀고 봉사한다

남을 위해 봉사하고 도움을 주는 것은 타인을 기쁘게 할 뿐만 아니라 스스로의 자존감에도 매우 큰 영향을 미친다. 가치 있는 일을 하고 있는 동안 스스로의 만족감은 커지고, 긍정적인 마음도 자랄 것이다.

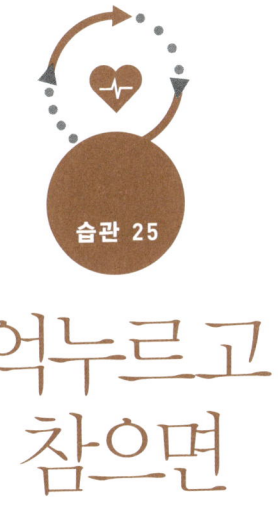

습관 25

억누르고 참으면

화병 된다

마음이 병들어가고 있다. 화를 내는 것보다 참는 것을 미덕으로 여기는 사회 분위기 때문이다. 그래서 가족 관계로 갈등을 겪거나 직장 생활, 돈 문제, 불경기, 취업난, 실직 같은 사회·경제적 상황 등 여러 외적 요인에서 오는 극심한 스트레스나 억울함과 분함, 증오 등의 감정을 쉽게 풀어내지 못해 생기는 병이 화병이다. 외부 자극이나 변화에 대한 감정이 억눌리고 쌓여서 한국인 특유의 화병으로 발병하게 되고 이는 주로 인간관계에 문제가 된다.

건강보험공단의 자료에 따르면 '심한 스트레스에 대한 반응 및 적응장애'인 화병으로 진료를 받은 환자의 수는 2011~2013년 3년간 연평균 11만5천 명이었다. 주로 40대와 50대 중년 여성층에서 두드러졌는데 여성 환자 수는 평균 7만 명으로 남성 환자 수의 1.5배를 넘을 만큼 많았다.

불합리한 상황이나 스스로를 방어하기 위해 화를 내는 것은 자신의 생존본능이지만 화병은 스트레스가 오랜 시간 지나치게 억압되면서 나타나는 증상이다. 이렇게 억압된 감정은 부적절한 상황에서 어느 순간 느닷없이 폭발하거나 폭력적인 행동으로 나타날 수 있기에 그냥 넘길 수만은 없다. 따라서 감정을 속으로 삭이기만 하는 것보다 적절하게 표현해야 병이 안 생긴다.

화병에서 분노조절장애까지

화병은 풀리지 않고 쌓여 울체된 화(火), 불의 성질을 그대로 갖고 있다는 뜻이다. 화병의 증상을 보면 사소한 일에도 짜증과 신경질을 내고, 분노를 쉽게 드러내며, 무시당한 느낌과 배신감, 복수심 등 공격적인 성향이 강해진다. 가슴이 조이듯 답답하거나 숨이 막히고, 얼굴과 머리에서 열이 느껴지며, 가슴에서 무언가 치밀어 오르는 기분이 들기도 한다. 이 밖에도 불안과 초조함으로 불면증, 우울감, 식욕 감퇴, 소화불량, 몸이 건조해지면서 자주 목이 마르거나 만성 피부질환인 건선 등 다양한 질환으로 이어질 수 있다. 심하게는 만성적인 분노로 인한 고혈압이나 중풍 등의 심혈관계 질환의 발병 혹은 악화로 이어질 우려가 있다. 마음의 상처를 꾹꾹 눌러 속으로만 삭이다 보니 신체적인 증상으로 이어지게 되고 이 때문에 불안을 느끼면 더욱 악화되는 악순환이 일어난다.

화병을 다스리려면 화가 나는 일순간의 감정대로 행동하지 말고 지혜롭게 대처할 수 있는 자기 통제력이 필요하다. 감정에 휩싸여 내뱉은 말과 행동은 금세 후회하기 마련이다. 자신의 감정을 숨기거나 억누르는 것은 더욱 위험한 일이다. 오랫동안 화가 쌓이면 잠재된 분노를 참지 못하고 폭발하는 '분노충동조절장애'로 문제가 심각해진다. 지난 2015년 4월 발표된 대한정신건강의학회 조사 결과 한국인의 50%가 분노조절장애를 겪고 있으며, 10% 정도는 치료가 필요한 상황인 것으로 나타났다.

감정을 조절해 예방하는 것이 중요하다

화병의 치료보다 중요한 것은 예방이다. 오랫동안 쌓인 가슴속의 응어리를 풀고 자신의 감정을 조절하는 방법을 배워야 한다. 그렇다고 고래고래 소리를 지르거나 막말, 욕을 퍼붓는 식으로 무작정 화를 내거나 무조건 참는다고 해서 사라지는 것이 아니다. 개인마다 분노 조절 방법이 다른 만큼 화를 제대로 표현하는 법을 배우는 것이 중요하다.

    누구든 화가 나는 상황에 직면했을 때 그 즉시 화를 내면 상황은 더욱 악화된다. 분노의 감정에 사로잡혀 소리를 지르다가 점차 물건을 집어 던지거나 스스로 억제할 수 없는 상황에 빠질 수 있다. 반면 무조건 참는 것 또한 문제 해결에 도움이 되지 않는다. 따라서 대화를 통해 자신의 생각을 상대방에게 정확히 이해시킬 필요가 있다. 그리고 화가 폭발할 때는 그 상황을 멈추는 게 중요하다. 심호흡을 하거나 스트레칭 등으로 마음의 안정을 취해 분노의 감정을 먼저 가라앉혀야 한다.

화는 표현하면 할수록 강화되는 경향이 있다. 따라서 화가 난 이유가 무엇인지, 내가 원하는 게 무엇인지 등 스스로 질문하며 생각을 정리하다 보면 화라는 감정도 제대로 통제할 수 있는 대상이 된다. 다짜고짜 수시로 화를 내면 건강에도 좋지 않기 때문에 자신과 화라는 감정 사이에 거리를 두고 생각할 필요가 있다. 자신의 입장만이 아닌 상대방의 사정도 배려하면서 감정 자체에 빠져들지 않도록 스스로 생각하는 시간을 갖는 것도 필요하다. 혼자 있는 시간을 통해 자신의 머릿속에서 만들어낸 화가 난 근본 원인을 정확히 파악하고 제대로 표현하는 법을 알아야 화를 풀 수 있다.

평소 매일 10분씩 생각을 비우는 명상을 하거나 취미활동 등으로 자신을 다스리고 에너지가 바닥나지 않도록 마음을 돌보는 노력이 필요하다. 스스로 모든 것을 해결할 수 없다면 가족의 도움을 받거나 그렇게 해도 풀기 쉽지 않은 경우 전문가의 도움을 받는 것이 지혜로운 방법 중 하나다.

화병 자가진단 체크리스트

2가지 이상 해당되는 경우에는 화병의 가능성이 있다. 스트레스가 오랫동안 누적되면 화병이 되는 만큼 화병으로 의심될 때는 전문의 상담을 받아보는 것이 좋다.

- [ ] 가슴이 답답하거나 아프고 숨이 막히는 증상이 있다.
- [ ] 밤에 잠을 잘 못 이루거나 자고 나도 개운하지 않다.
- [ ] 신경이 예민해져서 사소한 일에도 짜증이 난다.
- [ ] 두통에 시달린다.
- [ ] 소화가 잘 되지 않는다.
- [ ] 쉽게 숨이 찬다.
- [ ] 화가 나면 얼굴과 온몸에 열이 오른다.
- [ ] 가슴이 답답하거나 두근거린다.
- [ ] 의욕이 없다.
- [ ] 명치끝이 딱딱하게 느껴진다.
- [ ] 혓바늘이 돋고 입이 자주 마른다.
- [ ] 아랫배가 따가움을 느낀다.
- [ ] 목 안이 꽉 찬 느낌이 든다.

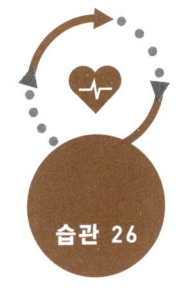

습관 26

지친 뇌,

번아웃에서 탈출하라

치열한 경쟁이 일상이 된 현대 사회에서는 뒤처지지 않기 위해 무한 질주를 해야 한다. 계속되는 야근이나 과중한 업무에 주말에도 제대로 쉬지 못하고 일을 붙잡고 있다. 더욱이 요즘은 인터넷이나 스마트폰 등으로 언제 어디서든 일할 수 있는 세상에 살고 있다. 그러다 보니 일에 대한 강박관념에 시달리는 사람들이 늘어나고 있다.

일을 하지 않으면 자신의 가치가 떨어진다 생각하고 손에 일이 없으면 불안해하거나 죄의식을 느끼는 일중독에 빠져 번아웃 Burnout 상태에 이르게 된다. 미국의 정신분석의사 허버트 프뤼덴버그 Herbert Freudenberger가 처음 사용한 심리학 용어 번아웃증후군은 탈진 증후군, 소진(消盡) 증후군이라고도 불리는데 어떠한 일에 몰두하다가 신체적·정신적 스트레스가 계속 쌓여 무기력증이나 심한 불안감과 자기혐오, 분노, 의욕 상실 등에 빠지는 증상을 말한다.

완벽한 성과를 내기 위한 강박관념으로 일에 파묻혀 자신을 몰아붙이다가 아무런 의욕이 없는 무기력한 상태가 지속되는 것이다. 무력감이 느껴지면 머리로는 행동해야 한다고 생각하면서도 몸이 따라오지 않게 된다. 만성 피로에 시달리며 처음 일할 때 가졌던 열정이나 의욕도 사라지고 동기부여가 되지 않고 주변 사람들과 논쟁이나 갈등에 자주 휩싸이거나 성취감도 떨어진다. 그리고 가족들과 대화도 줄고 퇴근 후에도 일만 생각한다든지 등의 증상으로 나타나지만 오랜 시간에 걸쳐 자신도 모르는 사이에 번아웃에 빠져

그 심각성을 알기가 쉽지 않다. 또 번아웃으로 스트레스를 받으면 폭음을 하거나 폭식, 과도한 카페인 섭취, 흡연 등의 습관으로 스트레스를 일시적으로 해소하지만 건강까지 해치고 심하면 쾌락 중독에 빠질 수도 있다.

성격적으로 조급하고 강박관념에 시달리거나 스트레스를 풀지 못하고 쌓아두거나 완벽주의자, 책임감이 강해 자신이 맡은 일은 만족할 때까지 끝내려 하는 직장인뿐만 아니라 주부나 자영업자, 학생들도 번아웃증후군을 겪고 있는 것으로 나타났다. 일중독에서 벗어나 자신이 소진되지 않도록 스스로 충전할 수 있는 탈출구를 찾는 것이 중요하다.

극심한 피로가 불러온
번아웃

일중독자의 비중은 40대 남성이 가장 높고 우리나라 노동자의 약 18%가 60시간 이상의 과도한 노동을 하는 것으로 나타났다. 치열한 경쟁과 장시간 근로 환경 속에서 직무에 만족하지 못해 일중독자가 되는 경우가 많고 직장인의 약 85%가 직무 스트레스를 겪으며 번아웃증후군을 경험하는 것으로 조사됐다.

번아웃증후군의 증상은 남들과 끊임없이 비교되는 경쟁 속에서 자신의 존재 가치를 일에 두기 때문에 자신의 기대치에 못 미치는 성과를 내거나 과도한 업무와 책임감으로 혼자서 많은 것을 단기간에 이루려 하거나 일에 대한 충분한 보상이나 동기부여가 되지 않고 미래에 희망이 없다고 느껴지는 경우 등에서 원인을 찾아볼 수 있다. 성공에 대한 집착이 지나쳐도 스스로의 에너지를 고갈시키며 일중독으로 빠져든다. 그렇게 불안과 좌절로 자신을 끊임없이 괴롭히고 채찍질하며 스스로를 착취하는 상태에 이르게 된다.

번아웃증후군은 단순한 스트레스의 차원을 넘어 자신을 둘러싼 모든 것에 의욕을 잃고 무기력함에 빠지게 하며 수면장애, 우울증, 대인 관계 악화, 인지 기능 저하 등 다양한 질병을 유발한다.

아무것도 하기 싫은
번아웃 해결법

현대병이라고도 볼 수 있는 번아웃을 예방하기 위해서는 자신의 번아웃 상태를 인정하는 것이 첫걸음이다. 실현 가능한 목표를 세우고 현재 하고 있는 일을 줄이면서 마음의 여유를 갖는 것이 중요하다. 오랜 시간에 걸쳐 자신도 모르게 서서히 번아웃 상태에 빠져든

만큼 단기간에 나아지지 않기 때문에 자신의 마음을 들여다보고 진짜 원하는 것을 찾아내고 내면에 귀 기울이며 살펴봐야 한다. 일에 대한 집착을 버리고 지금 하고 있는 일이 즐거운 일인지, 내게 맞는 일인지, 예전보다 감정적으로 흥분하지는 않는지, 신체적으로 이상 증세는 없는지, 잠은 잘 자는지 등 자신의 몸 상태에 주의를 기울여야 한다. 남과 비교하는 습관이나 남들의 시선에 민감하게 반응하고 시기와 질투로 자기혐오에 빠지지 않도록 일의 우선순위를 정하고 자신이 좋아하는 취미생활이나 운동, 여행 등을 통해 스트레스를 풀 수 있는 자신만의 방법을 찾아 재충전의 시간을 충분히 갖도록 한다.

또한 가족이나 친구들에게 마음을 털어놓고 도움을 받아야 한다. 필요하다면 전문의에게 상담을 받고 약물치료를 받는 것도 좋다. 번아웃증후군은 개인의 문제뿐만 아니라 가정이나 직장, 사회에까지 영향을 미칠 수 있기 때문에 평소 올바른 습관을 통해 몸과 마음의 건강을 돌봐야 한다.

번아웃증후군 체크리스트

합한 점수가 65점 이상이면 번아웃증후군이 의심된다. 번아웃 증상을 느끼고 있다면 전문의와 상담을 받아보는 것이 좋다.

	질문	전혀 아니다	약간 그렇다	그렇다	많이 그렇다	매우 그렇다
1	쉽게 피로를 느낀다.	1	2	3	4	5
2	일을 마치거나 퇴근할 때 완전히 지쳐 있다.	1	2	3	4	5
3	아파 보인다는 말을 자주 듣는다.	1	2	3	4	5
4	현재 업무에 대한 관심이 크게 줄었다.	1	2	3	4	5
5	나의 직무 기여도에 대해 냉소적이다.	1	2	3	4	5
6	설명할 수 없는 슬픔을 느낀다.	1	2	3	4	5
7	소지품을 잃어버리는 일이 잦다.	1	2	3	4	5
8	최근 짜증, 불만이 많아지고 여유가 없다.	1	2	3	4	5
9	이전에는 그냥 넘어가던 일에도 화를 참을 수 없다.	1	2	3	4	5
10	주변 사람에게 실망하는 일이 잦다.	1	2	3	4	5
11	혼자 지내는 시간이 많아졌다.	1	2	3	4	5
12	여가 생활을 즐기지 못한다.	1	2	3	4	5
13	만성 피로, 두통, 소화불량이 늘었다.	1	2	3	4	5
14	일하는 것에 심적 부담과 자신의 한계를 느낀다.	1	2	3	4	5
15	모든 일에 대체로 의욕이 없다.	1	2	3	4	5
16	두드러지게 유머감각이 줄었다.	1	2	3	4	5
17	성욕이 감소했다.	1	2	3	4	5
18	주변 사람과 대화를 나누는 게 힘들게 느껴진다.	1	2	3	4	5

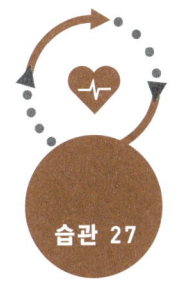

불안이 쌓여서

공황장애가 된다

성과 위주의 사회 속에서 누구나 마음의 상처를 받지 않고는 살아갈 수 없는 것이 현실이다. 하지만 그럴 때마다 '왜 내게 이런 일이 생겼을까?' 하며 불평과 불만을 갖다 보면 우울해지기 쉽다. 자신은 완벽해야 한다고 생각하는데 잘하지 못하고 현실과의 괴리가 클수록 자신의 모습을 받아들이지 못한다. 자신이 원하는 모습과 다르니 열등감에 사로잡히고 자신을 부정하게 된다. 모든 일을 완벽하게 처리해야 한다는 스스로 정한 비현실적 목표에 도달하기 위해 심한 스트레스를 받는다. 일을 잘해도 스트레스를 받고 못하면 더 스트레스를 받고 패배감에 시달린다. 쓸데없는 생각을 많이 해서 마음이 늘 불안하고 사소한 일도 지나치게 염려하는 불안한 마음 상태에 빠지게 된다.

국민건강보험공단 건강보험정책연구원에 따르면 최근 우리나라에서 불안·공황장애를 앓고 있는 인구가 52만 명이 넘는 것으로 나타났다. 무한경쟁 사회 속에서 살면서 누구나 스트레스를 겪고, 생각지 못한 상황들 앞에서 삶의 변화를 꾀하며 불안을 느낀다. 하지만 불안이 지속되고 심각해지면 신경증이나 공황장애, 불안장애로 이어질 수 있다.

불안, 인정하고 받아들이면
별것 아니다

매사 불안하고 걱정이 많다고 다 불안장애라고 할 수는 없다. 불안장애는 조절할 수 없는 불안한 느낌이 다양한 신체 증상으로 나타나 최소 6개월 이상 지속될 때에야 의심해볼 수 있다. 불안장애를 가진 사람들은 지나친 근심으로 매사 걱정하여 늘 긴장하고 불안해하거나 우유부단을 보이며 사소한 일도 지나치게 염려한다. 그 결과 집중이 어렵거나 주의가 산만하고 초조감, 불면증이나 우울증도 흔히 나타난다.

공황장애는 불안장애 중 하나로 예기치 못한 엄청난 두려움이나 불쾌감이 갑작스럽게 시작되고 불안을 느끼는 질병이다. 심장이 심하게 뛰고 식은땀이 나며 부들부들 떨리거나 숨이 가쁘고 막히는 느낌, 가슴의 통증과 메스꺼움 또는 복부의 불편감, 어지럼증 등이 급격하게 발생하고 비현실감, 자신에 대한 통제를 잃거나 미칠 것 같은 두려움, 죽을 것 같은 공포감, 감각의 이상 등의 증세가 나타난다. 이 중 네 가지 이상의 증상이 10분 이내에 최고조에 달하는 것을 공황발작이라고 한다. 신체적으로는 아무런 문제가 없는데 극도의 불안감으로 생기는 것이다.

불안은 삶을 위협하는 위험을 감지하고 피하기 위해 필요한 감정일 수 있다. 하지만 일상생활에 지장을 줄 정도로 불안이 지나치다면 문제가 된다. 특히 완벽주의자들이 작은 실수에도 전전긍긍하고 지나치게 비약하며 불안해하는 경향이 강하다. 불안을 달래기 위해 일중독에 빠지거나 술과 담배 등으로 해소하려고도 하지만 악순환만 반복될 뿐 근본적인 해결책은 아니다.

병적인 불안에서 벗어나는 법

불안을 완전히 없앨 수는 없고 잘 다스리기 위해서는 무엇보다 자신이 처한 현실을 직시하고, 있는 그대로의 자신의 모습을 받아들여야 한다. 자신의 머릿속에 그려놓은 상에 부합하기 위해 부족한 자신을 끊임없이 다그치기보다는 현실의 모습을 인정하는 노력이 필요하다. 현재의 성취 수준이 자신의 가치를 결정하는 것은 아니라는 사실을 깨닫는 것 역시 중요하다. 완벽주의에 빠져 비현실적인 목표를 세우고 실패할 때마다 남을 의식하며 스스로를 비난하면 결국 자존감만 낮아질 뿐이다.

자신의 생각을 단숨에 바꿀 수는 없겠지만 마음이 만들어낸 실체가 없는 불안으로 두려워하지 말고 마음을 다잡으며 하고 있는 현재의 일에 집중하며 불안을 밀어내자. 실제로 우리는 현실에서 일어나지도 않을 먼 미래에 대해 막연히 불안해하는 경우가 많다. 불안한 감정에 대해 생각할수록 더욱 빠지기 마련이다.

불안을 다스리기 위해서는 무엇보다 불안해하고 두려워하는 원인이 내적인 열등감으로 인해 스트레스를 과도하게 받아들여서 생긴 것은 아닌지 불안의 정체를 정확히 파악해야 한다. 현재 자신이 무엇을 원하고 있는 것인지를 찾아내고 생각을 차분히 정리해본다. 자신이 처한 현실을 받아들여야 자신의 생각에만 사로잡히지 않고 객관적인 시선으로 마음을 다스려 불안에서 벗어날 수 있다.

평소 명상이나 요가 등을 통해 화, 분노, 초조, 욕심, 질투 등으로 인한 마음의 병을 안정시키고 건강에 좋지 않은 술과 담배도 될 수 있으면 줄여보자. 고민이 있거나 힘들면 심리적인 지지를 해주는 가족이나 친구에게 솔직하게 털어놓는 것이 바람직하다. 감정의 날이 서 있는 상태로 모든 일에 옳고 그름을 시시콜콜 따지고 남을 평가하는 데 더 이상 자신의 에너지를 쏟지 않도록 하는 훈련이 필요하다. 혼자서 감당해내지 못할 만큼 불안 증상이 심하면 병원에서 항불안제를 처방받는 것도 좋다.

몸과 마음을 가꾸는 건강한 생활습관으로 스스로에 대해 자신감을 갖고 자기 통제력을 키운다면 불안 자체에 매달려 시달리지 않을 것이다. 인생은 결국 마음먹기에 달려 있다.

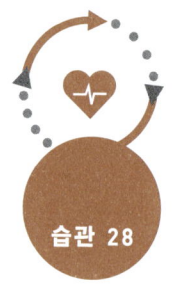

습관 28

건강염려증이

도리어
병을 만든다

'나 혹시 중병에 걸린 거 아닐까?'

요즘 몸 상태가 조금만 좋지 않아도 불안해하는 건강염려증에 빠진 사람들이 늘어나고 있다. 최근 공중파나 케이블TV에서 의학 정보를 다루는 프로그램이 늘고, 인터넷, 소셜네트워크서비스SNS, 커뮤니티 등을 통해 검증되지 않은 많은 의학 정보들이 난무하면서 나타난 결과다.

자신의 건강에 대해 관심을 갖고 관리하는 것은 바람직하지만 여러 매체를 통해 다양하게 접하는 걸러지지 않은 의학 정보들로 불안해하며 건강에 집착하는 것은 오히려 건강을 해칠 수 있다.

건강염려증은 자신의 몸 상태에 대해 실제보다 심각한 병에 걸려 있다고 생각하여 불안해하고 공포를 갖는 일종의 강박장애다. 사소한 신체적 증상을 지나치게 비관적으로 받아들이고 의사의 진단도 믿지 않으며 스트레스가 심해 일상생활을 할 수 없을 정도로 고통스러워하고 질병에 대한 두려움이 심각해지면 우울증으로 이어질 수도 있다. 이러한 증상이 6개월 이상 지속되면 건강염려증으로 진단한다.

건강염려증은 다양한 형태로 나타나는데 공통점은 병원을 돌며 CT, MRI 등 각종 검사를 반복하는 닥터 쇼핑이다. 이들은 자신의 신체적 증상을 잘못 이해하는 데서 오는 심리적 불안임을 인정하지 않고, 별다른 이상이 없다는 의사의 진단을 믿지 않는 것은 물론, 몸이 아픈데도 합당한 치료를 못 받고 있거나 제대로 된 진단을 받지 못해 오진이라고 생각한다. 극단적인 경우 스스로 중병으로 진단을 내리기도 한다. 자신이 생각하는 병에 집착하여 큰 병원이나 유명한 전문 병원을 전전하면서 스스로 질병이나 검사 결과를 연구하거나 의학 정보를 수집하며 확인받고 싶어 한다.

지나친 건강 강박 없애기

병원을 찾는 사람 중 4~5%는 건강염려증 환자에 속한다고 한다. 아픈 곳이 없는데도 병원을 찾는 사람들 중에는 실업, 취업난 등의 스트레스를 신체적 불안으로 키워 병을 앓는 경향이 많고, 연령이나 결혼 여부, 경제적인 상태 및 교육수준과는 관계가 없다고 한다. 특히 만성 퇴행성 질환이 서서히 나타나기 시작해 건강에 대해 불안해하는 40~50대가 많다. 최근 한국보건사회연구원의 '한국인의 건강상태와 의료기관 이용' 보고서에 따르면 OECD 건강 통계를 토대로 분석한 결과, 만 15세 이상 한국 사람의 35.1%만 자신의 건강 상태가 좋다고 생각하고 나머지 65%는 자신의 건강 상태에 대해 실제보다 과도하게 부정적으로 여기는 건강염려증이 많은 것으로 밝혀졌다. 이를 입증하듯 몸에 좋다는 각종 비타민에 온갖 건강보조식품이 쏟아지며 호황을 누리고 있는 실정이다. 이런 가운데 약을 남용하거나 오용하여 생기는 부작용뿐만 아니라, 각종 검사로 인한 방사선 노출로 암 발생 위험도 증가하고 있다.

    건강염려증 환자들은 몸이 어딘가 안 좋으면 의사에 대한 불신으로 무턱대고 각종 검사들을 통해 병이 있다는 확인을 받으려 한다. 물론 정기적으로 받는 건강검진은 특별히 증상이 없어도 조기 발견으로 건강을 지킬 수 있기 때문에 자신의 건강 상태를 주기적으로 확인하는 것은 필요하다. 건강검진 결과 이상이 없다고 술이나 담배 등 몸에 좋지 않은 습관을 지속하다가 뒤늦게 병이 악화되는 경우도 있다. 더욱이 건강검진이 개인의 모든 병을 샅샅이 다 찾아내는 만능검사가 아니기 때문에 가족력 등을 고려해 스스로 알아서 확인하고 챙기는 것은 건강을 위한 기본자세다.

건강에 대한 걱정 대신
스트레스 해소를…

문제는 병의 증상을 잘못 이해하거나 확대 해석하여 병을 키우고 몸이 아프면 중병에 걸린 것으로 생각하는 잘못된 생각에 따른 비현실적인 공포나 믿음이다. 건강염려증 환자는 겉으로는 아파 보이지 않고 검사 결과도 정상으로 나오는데 몸 여기저기가 아프다고 믿기 때문에 증상에 초점을 맞추기보다는 스트레스나 불안 등을 완화시키기 위한 약물이나 상담 치료를 병행해야 한다.

건강염려증 환자가 호소하는 불안 증상을 극복하기 위해서는 환자가 확실한 근거 없이 불필요한 검사나 치료를 받지 못하도록 환자의 아픔에 공감하며 병의 특징이나 경과에 대해 자세히 설명해 막연한 두려움이나 공포를 떨치도록 도와야 한다.

넘쳐나는 건강 정보의 홍수 속에서 건강에 대한 끝없는 불안에 시달리지 않으려면 지나친 건강 정보를 접하지 않도록 조절할 필요가 있다. 몸이 아프면 신체의 변화에 민감해지기 마련이지만 지나친 건강에 대한 관심은 오히려 건강 강박으로 이어져 없는 병도 만드는 심각한 고통을 초래한다. 평소 균형 잡힌 식습관이나 규칙적인 운동과 충분한 수면, 스트레스 해소 등을 통한 건강습관을 갖는 게 가장 중요하다.

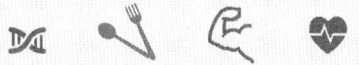

중년
건강
백과

초판 1쇄 발행 | 2016년 05월 19일
초판 2쇄 발행 | 2018년 05월 2일

지은이 | 오한진
발행인 | 이원주

임프린트 대표 | 김경섭
기획편집 | 정은미 · 권지숙 · 송현경 · 정인경
디자인 | 정정은 · 김덕오
마케팅 | 노경석 · 이유진
제작 | 정웅래 · 김영훈
구성작가 | 유혜규

발행처 | 지식너머
출판등록 | 제2013-000128호

주소 | 서울특별시 서초구 사임당로 82 (우편번호 137-879)
문의전화 | 편집 (02) 3487-1141, 영업 (02) 2046-2800

ISBN 978-89-527-7626-6 13510

이 책의 내용을 무단 복제하는 것은 저작권법에 의해 금지되어 있습니다.
파본이나 잘못된 책은 구입하신 곳에서 교환해드립니다.

곁에 두고
수시로 체크하는

건강 습관 카드

건강 습관 카드 사용법

❶ 나에게 필요한 건강 습관 카드를 찾는다.
❷ 절취선을 따라 오린다.
❸ 해당 카드와 연관이 있는 눈에 잘 띄는 곳에 붙인다.
　　ex) 조리법은 냉장고, 숙면 습관은 침실, 스트레스에서 벗어나는 방법은 책상 등등…
❹ 수시로 보고 체크하며 건강한 생활습관을 만든다.

중년 건강 백과

고혈압 예방 및 관리를 위한 9가지 생활수칙

1. 음식은 골고루 싱겁게 먹는다.
2. 살이 찌지 않도록 알맞은 체중을 유지한다.
3. 매일 30분 이상 적절한 운동을 한다.
4. 담배는 끊고 술은 삼간다.
5. 채소, 과일을 충분히 섭취한다.
6. 달고 기름진 식품을 줄인다.
7. 스트레스를 적절히 해소하고 평온한 마음을 유지한다.
8. 정기적으로 혈압을 측정하고 의사의 진찰을 받는다.
9. 처방 혈압약을 잘 복용한다.

(자료: 대한고혈압학회)

중년
건강
백과

성공적인 다이어트를 위한 10가지 요령

1. 체중을 매일 재 표를 만들어 잘 보이는 곳에 둔다.
2. 식품은 충동구매보다 미리 계획한 것을 산다.
3. 식사 내용을 매일 기록한다.
4. 음식을 눈에 안 띄게 하여 식욕을 자극하지 않는다.
5. 시간을 지켜 하루 세 끼를 먹되 이른 아침이나 늦은 저녁 식사는 피한다.
6. 식사는 천천히 하고 다른 행동을 하면서 식사하는 것을 피한다.
7. 정한 장소에서 식사한다.
8. 음식을 씹는 동안 젓가락을 내려놓는다.
9. 1만 보 걷기 운동을 생활화한다.
10. 목표 체중으로 줄이면 스스로에게 그에 대한 보상을 해준다.

중년
건강
백과

콜레스테롤을 낮추는 9가지 식습관

1. 채소, 과일, 통곡물, 콩류, 생선, 땅콩 및 씨앗류, 식물성 기름, 가금류, 기름기 적은 고기 등으로 구성된 식이를 한다.

2. 귀리, 보리, 콩, 과일, 채소 등 섬유질이 많은 음식들의 섭취를 늘린다.

3. 콩과 같은 식물성 단백질 섭취를 늘린다. 혈당의 변화를 최소화하고 식욕을 조절하기 위해 탄수화물과 함께 단백질을 섭취한다.

4. 생선, 아마씨, 땅콩, 씨앗류, 식물성 기름 등 불포화 지방이 많은 음식들을 적당량 섭취한다.

5. 고열량 음식의 비중을 줄이고 신체 활동을 증가시켜 적정 체중을 유지한다.

6. 기름진 고기, 버터, 치즈, 아이스크림, 튀김 등 포화 지방, 트랜스 지방, 콜레스테롤 함량이 많은 음식을 제한한다.

7. 가당 음료와 과일 주스같이 당분이 많은 음식을 제한한다.

8. 술은 적당히 마시며 과음하지 않는다. 적절히 조절하는 것이 힘들다면 차라리 끊는 것이 좋다.

9. 필요하다면 식물성 스테롤, 수용성 섬유소, 오메가3 보충제를 복용한다.

중년
건강
백과

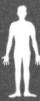

미리 알면 치료 가능한 뇌졸중의 5가지 전조증상

- 갑자기 한쪽 팔다리에 힘이 없거나 저리고 감각이 둔하다.

- 갑자기 말을 못하거나 말할 때 발음이 어둔하고 남의 말이 무슨 뜻인지 못 알아듣는다.

- 멀미하는 것처럼 심하게 어지럽고 술 취한 사람처럼 비틀거리며 걷는다.

- 갑자기 한쪽 눈이 잘 안 보이거나 물체가 두 개로 겹쳐 보인다.

- 갑자기 심한 두통이 있으면서 속이 울렁거리거나 토한다.

갑작스럽게 뇌졸중이 발생했을 때 가장 중요한 것은 시간이다. 골든 타임인 3시간 안에 병원에 도착해 막힌 혈관을 뚫거나 터진 혈관을 막는 응급조치가 이뤄져야 한다. 뇌혈관이 막혀 뇌세포에 혈액 공급이 중단된 뒤 3시간이 지나면 뇌세포 손상이 시작되며, 돌이킬 수 없는 상태가 되기 때문이다. 이와 같은 전조 증상이 있으면 최대한 빨리 전문의가 있는 병원으로 가야 한다.

중년 건강 백과

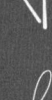

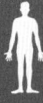

암을 예방하는
10가지 습관

1 금연하기

2 적정 체중 유지하기

3 채소와 과일을 많이 먹고, 균형 잡힌 식사하기

4 B형 간염 예방접종 받기

5 짠 음식, 탄 음식 먹지 않기

6 안전한 성생활하기

7 술은 하루 2잔 이하로만 마시기

8 안전수칙 잘 지켜 발암물질 피하기

9 주 5회, 하루 30분 운동하기

10 지속적인 건강검진 받기

(자료: 한국건강관리협회)

중년
건강
백과

재료보다 조리법이 중요하다
: 건강을 위해 알아야 할 6가지 조리법

1 저염, 저지방, 저당분

2 천연조미료 사용

3 굽거나 튀기기보다 삶거나 찌기

4 햄, 소시지는 끓는 물에 데친 후 사용하기

5 육류는 반드시 채소와 함께

6 고온보다 저온에서 짧게 조리하기

- 혈당지수가 높은 식품: 흰쌀, 감자, 식빵
  혈당지수가 낮은 식품: 통밀빵, 콩, 현미, 채소, 과일, 견과류

중년
건강
백과

중년의 흔한 질환들에 따른 맞춤 운동법

고혈압 환자를 위한 운동법

걷기, 조깅, 수영, 자전거 타기 등. 오랜 시간 반복적인 동작을 하는 유산소 운동. 운동 강도는 최대심박수의 60~80%

당뇨 환자를 위한 운동법

숨이 가쁘지 않을 정도의 속도로 걷거나 가볍게 뛰기, 계단 오르내리기 등. 낮은 강도의 유산소 운동을 매일 규칙적으로 하고, 일주일에 1~2회는 근력 강화 운동을 병행하자. 단, 운동 중 저혈당이 발생할 수 있으므로 사탕이나 초콜릿을 반드시 휴대하자!

호흡기질환 환자를 위한 운동법

강도가 낮고, 지속적인 걷기나 호흡근 강화에 도움이 되는 수영 같은 유산소 운동.
폐에 부담이되는 팔굽혀펴기는 금물.
찬바람은 쐬지 않도록 주의.

뼈·관절질환 환자를 위한 운동법

뼈에 무게를 싣는 체중 부하 운동이나 맨손체조, 걷기, 조깅, 달리기와 같은 유산소 운동
준비 운동은 필수.
테니스·농구 등 관절에 무리가 되는 운동은 금물.

중년
건강
백과

건강을 지키는
바람직한 음주습관 10계명

1 알코올 도수가 낮은 술을 마시며, 폭탄주 자제하기

2 빈속에 마시지 않기

3 천천히 마시기

4 술잔 돌리지 않기

5 자신의 주량을 지키며 동료에게 억지로 권하지 않기

6 원치 않을 때 거절 의사표현 확실히 하기

7 매일 마시지 않기(최소 2~3일 휴식기)

8 음주운전은 절대 금물

9 술자리는 1차까지만

10 약 복용 시 금주하기

+ 술을 마시며 담배를 피우는 것은 치명적!

중년
건강
백과

척추질환을 예방하는
바르게 앉는 법

1 평상시 앉아 있을 때

엉덩이가 등받이에 밀착되도록 깊숙이 앉는다. 허리를 반듯하게 펴고, 무릎의 각도를 90도로 유지한다.

2 운전 시 앉아 있을 때

의자를 110도 정도 눕혀 상체와 하체의 각도가 거의 직각에 가깝도록 엉덩이를 의자 안쪽으로 바짝 붙이고 앉으며, 팔은 10~20도 정도 구부린 상태로 핸들을 잡는다.

중년
건강
백과

심신을 안정시키는
5분 숨 쉬기 운동법

1 턱을 당기고 허리와 가슴을 곧게 편다.

2 편안한 마음으로 배 속을 공기로 채운다는 생각으로 3초간 천천히 코로 숨을 들이마신다.

3 3초 동안 숨을 멈춘다.

4 천천히 배를 집어넣으면서 입을 약간 벌려 자연스럽게 공기가 빠져 나가게 한다.

5 5분간 반복한다.

중년
건강
백과

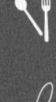

숙면을 위한
10가지 습관

1. 정해진 시간에 잠자리에 들고 일어나기(수면 골든타임 밤 10시~새벽 2시 지키기)

2. 졸릴 때 잠자리에 들고, 잠자리에서 20~30분 이상 잠이 안 오면 다른 일 하기

3. 침실은 수면 공간으로만 사용하고 다른 일은 하지 않기

4. 낮잠은 20분 내외로 제한하기

5. 오전에 규칙적인 운동을 하고 밤 시간은 피하기

6. 카페인 섭취를 줄이고, 오후 시간 이후에는 섭취하지 않기

7. 담배, 술, 커피 등은 줄이거나 끊기

8. 잠자리에 들기 전에 뜨거운 물로 샤워하기

9. 몸을 이완하고 천천히 호흡하기

10. 잠들기 전에 스마트폰 사용하지 않기

중년
건강
백과

면역력을 높이기 위한
6가지 방법

1 찬 음식 먹지 않기. 찬 음식은 위에 부담을 주고, 위와 장의 기능을 저하시킨다.

2 따뜻한 물에 반신욕이나 족욕하기. 지방이나 혈액 속 노폐물 제거에 효과적이다.

3 배를 따뜻하게 하기. 배가 따뜻하면 장 운동이 되며 혈액 순환이 활발해진다.

4 나만의 스트레스 해소법 찾기. 스트레스는 만병의 근원이다.

5 하루 30분 운동하기. 체력을 키우면 병의 침입을 막을 수 있다.

6 숙면 취하기. 잠을 잘 자지 못하면 면역력이 떨어진다.

중년
건강
백과

정신건강을 지키는
10가지 수칙

1 긍정적으로 세상을 본다.

2 감사하는 마음으로 산다.

3 반가운 마음이 담긴 인사를 한다.

4 하루 세 끼를 맛있게 천천히 먹는다.

5 상대의 입장에서 생각한다.

6 누구라도 칭찬한다.

7 약속시간에 여유 있게 가서 기다린다.

8 일부러라도 웃는 표정을 짓는다.

9 원칙대로 정직하게 산다.

10 때로는 손해 볼 줄도 알아야 한다.

(자료: 대한신경정신의학회)

중년 건강 백과

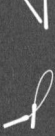

스트레스에서 벗어나는 5가지 방법

1 완벽주의에서 벗어나야 한다.

2 긍정적이고 현실적으로 생각을 재구성하는 습관을 갖는다.

3 감정에 치우치지 말고 합리적으로 생각한다.

4 부정적인 감정이 생기면 그때그때 표현한다.

5 유머를 즐긴다.

중년
건강
백과

긍정적인 생각을 키우는
6계명

1 취미를 만들어 즐거움을 찾는다.

2 부정적 생각에 능동적으로 대처한다.

3 가족, 친구와 수다를 떤다.

4 몸을 움직이는 일을 한다.

5 자신을 칭찬한다.

6 주변에 베풀고 봉사한다.

중년
건강
백과